Johannes Köbberling
Behandlungsfehler und Arzthaftung

Johannes Köbberling

Behandlungsfehler und Arzthaftung

Praktische Hinweise für Ärzte und Patienten

DE GRUYTER

Autor
Prof. Dr. med. Johannes Köbberling
Am Freudenberg 85
42119 Wuppertal
johannes@koebberling.de

ISBN 978-3-11-047675-0
e-ISBN (PDF) 978-3-11-047817-4
e-ISBN (EPUB) 978-3-11-047686-6

Library of Congress Cataloging-in-Publication data
A CIP catalog record for this book has been applied for at the Library of Congress.

Bibliografische Information der Deutschen Nationalbibliothek
Die Deutsche Nationalbibliothek verzeichnet diese Publikation in der Deutschen
Nationalbibliografie; detaillierte bibliografische Daten sind im Internet über
http://dnb.dnb.de abrufbar.

© 2016 Walter de Gruyter GmbH, Berlin/Boston
Umschlaggestaltung: takasuu/iStock/thinkstock
Satz: PTP-Berlin, Protago-TEX-Production GmbH, Berlin
Druck und Bindung: CPI books GmbH, Leck
♾ Gedruckt auf säurefreiem Papier
Printed in Germany

www.degruyter.com

Mit dem am 26.02.2013 in Kraft getretenen Patientenrechtegesetz versprach der Gesetzgeber neue Transparenz hinsichtlich der Rechte und Pflichten im Behandlungsverhältnis. Patienten und Ärzte sollten sich gleichermaßen durch einen schlichten Blick ins Gesetz Gewissheit über die Rechtslage verschaffen können, statt die über Jahrzehnte gewachsene und nicht ohne weiteres für den juristischen Laien zugängliche Rechtsprechung überprüfen zu müssen – war das Arzthaftungsrecht doch bis dahin reines Richterrecht. Mit der schlichten Übernahme der dort entwickelten Grundsätze wurde dem rechtssuchenden Publikum in weiten Teilen freilich nur „alter Wein in neuen Schläuchen" dargeboten, und der Blick ins Gesetz allein erspart dem Rechtssuchenden auch zukünftig mitnichten eine weitergehende Lektüre von Urteilen oder der Kommentarliteratur, um die zahlreichen, alles andere als unmittelbar aus sich heraus verständlichen Rechtsbegriffe im Gesetzestext mit Leben füllen zu können. Umso verdienstvoller ist es, wenn Johannes Köbberling mit diesem Werk das gegebene, aber nicht eingehaltene Versprechen des Gesetzgebers einzulösen versucht, die komplexe Materie des Arzthaftungsrechts für den juristischen Laien anschaulich zu machen. Dabei kann er nicht nur auf seine Expertise als langjährig klinisch tätiger Internist zurückgreifen, vielmehr hat er sich in vielfältiger Funktion mit Fragen der Patientensicherheit befasst, last but not least als stellvertretendes geschäftsführendes Mitglied der Gutachterkommission für ärztliche Behandlungsfehler bei der Ärztekammer Nordrhein. Dieser reiche Erfahrungsschatz fließt über zahlreiche Fallbeispiele in seine Darstellung ein, so dass dem Leser die abstrakten Rechtsprinzipien stets mit konkreten Lebenssachverhalten verdeutlicht werden.

Für Köbberling ist es ersichtlich nicht nur ein Anliegen, über die Rechtslage zu informieren, sondern darüber hinaus auch praktische Verhaltenstipps zu geben und – nicht zuletzt – immer wieder das wechselseitige Verständnis von Patienten und Ärzten zu wecken bzw. zu fördern. Defizite und Belastungen in der Kommunikation resultieren auf Arztseite nicht selten aus Fehlvorstellungen im Hinblick auf eine mögliche Gefährdung des Haftpflichtversicherungsschutzes bei allzu offenem Umgang mit „suboptimalen Behandlungsverläufen". Auf Patientenseite bestehen häufig überspannte Erwartungen an die Möglichkeiten moderner Medizin. Verbreitet ist auch das Missverständnis, allein das negative Ergebnis einer Behandlung lasse schon auf einen haftungsbegründenden Fehler schließen, oder umgekehrt, bereits ein festgestelltes Fehlverhalten müsse genügen, um ungeachtet einer nachweisbaren Schadensverursachung Haftungsansprüche zu begründen.

Den Botschaften von Köbberling muss aus Sicht des (auch) anwaltlich tätigen Haftungsrechtlers ebenso beigepflichtet werden, wie seinem Bemühen um eine neue Kultur im Gesundheitswesen, Fehler nicht zu verleugnen oder gar zu vertuschen, sondern vielmehr aktiv aufzugreifen und hieraus für die Zukunft zu lernen. Ein möglichst sachlicher Umgang mit den tragischen und nicht selten irreversiblen Folgen kann dabei das Vertrauensverhältnis von Patient und Arzt sogar stärken und mit der Entwicklung von Fehlervermeidungsstrategien zur Verbesserung der Qualität in der Gesundheitsversorgung beitragen.

Peter Wolfgang Gaidzik   Witten, Herbst 2015
Institut für Medizinrecht an der Universität Witten/Herdecke

Inhaltsverzeichnis

1 Einleitung

1.1 Empörung hilft niemandem

Einerseits genießen Ärztinnen und Ärzte immer noch die höchste Reputation unter allen Berufsgruppen, aber andererseits nehmen polemische Schriften gegenüber einzelnen Ärzten oder dem Ärztestand zu. So ist vor einigen Jahren ein Ärztehasserbuch [1] erschienen. In Zeitschriften und Magazinsendungen des Fernsehens werden häufig Ereignisse dargestellt, die mit deutlicher Empörung als Ärztepfusch bezeichnet werden. So verständlich es ist, dass Gesundheitsschäden nach medizinischen Eingriffen zu emotionalen Reaktionen führen und dass sich daraus eine Empörung gegenüber den verursachenden Ärzten entwickelt, kann dies für niemanden hilfreich sein. Eine sachgerechte Analyse der Vorgänge, insbesondere mit der Haftungsfrage, erfordert eine nüchterne und möglichst wertfreie Betrachtung. Die hierzu erforderlichen Sachkenntnisse sollen in diesem Buch dargestellt werden.

Wichtig ist zunächst die Erkenntnis, dass Ärzte Fehler machen, wie alle anderen Menschen auch. Verantwortungsvolle Ärzte versuchen aber, aus ihren Fehlern zu lernen. Damit bleiben sie trotz begangenen Fehlers gute Ärzte. Sie stehen für ihre Fehler ein, und für den möglicherweise entstandenen Schaden sind sie entsprechend ihrer Berufsordnung haftpflichtversichert. Wenn die grundsätzliche Fehlerhaftigkeit von Ärzten verstanden und akzeptiert wird, muss es möglich sein, Haftungsansprüche gegenüber Ärzten geltend zu machen und durchzusetzen, ohne dass es zu emotionalen Spannungen oder gegenseitigen Verletzungen kommt. Begriffe wie „Ärztepfusch" suggerieren dagegen verantwortungsloses Handeln und behindern eine sachliche Klärung möglicher Vorwürfe.

Auch Ärzte müssen ihrerseits lernen, dass ein Behandlungsfehlervorwurf nicht als Angriff auf die ärztliche Kompetenz aufzufassen ist und damit nicht automatisch Abwehrreaktionen auslösen muss. Auch wenn ein Vorwurf als unberechtigt empfunden wird, ist ihm immer sachlich zu begegnen. Bei vielen Ärzten zieht aber ein Vorwurf über einen selbst begangenen Behandlungsfehler schwere emotionale Reaktionen nach sich, die bis zu einer erheblichen Beeinträchtigung der Arbeitsfähigkeit führen können. In solchen Fällen ist es wichtig, über eine rationale Verarbeitung der Vorgänge zu erreichen, nicht in Selbstvorwürfen oder Ängsten zu verharren.

Für eine sachliche Auseinandersetzung müssen aber beide Seiten, Patient oder Patientin als potentiell Geschädigte und Arzt oder Ärztin als Beschuldigte, in der Lage sein, offen zu kommunizieren und dabei über mögliche Fehler zu sprechen. Für ein sachliches Gespräch ist jedoch immer ein gewisses Maß an Sachkenntnis erforderlich.

1.2 Sachkunde für beide Seiten erforderlich

Für einen medizinischen Laien ist es nicht einfach zu erkennen, in welchen Fällen ein haftungsbegründender Behandlungsfehler vorliegt und welche Bedingungen für eine Arzthaftung erfüllt sein müssen. Möglicherweise geschädigte Patienten wissen meist auch nicht, wie sie vorgehen sollten, um Haftungsansprüche geltend zu machen. In einem gesonderten Kapitel werden deshalb Patienten direkt angesprochen, um zu verdeutlichen, wie sie sich bei möglichen Haftungsansprüchen verhalten sollten.

Selbst die meisten Ärzte sind unsicher, wie sie sich verhalten sollten, wenn Behandlungsfehlervorwürfe erhoben werden, und sie wissen oft nicht, wann ihre Haftpflichtversicherung in Anspruch zu nehmen ist. Solche Unsicherheiten behindern die wertneutrale Auseinandersetzung und führen schnell zu Konflikten, die eigentlich vermeidbar wären. Auch der Arzt oder die Ärztin werden deshalb in einem gesonderten Kapitel direkt angesprochen, um Empfehlungen darüber abzugeben, wie auf einen Behandlungsfehlervorwurf reagiert werden sollte.

Andererseits müssen Patienten auch erkennen, in welchen Fällen es nicht ratsam ist, ein Haftungsverfahren einzuleiten, weil kein Behandlungsfehler anzunehmen ist oder weil bestimmte Bedingungen für eine Haftung nicht zutreffen. Ein großer Teil von Haftpflichtprozessen gegenüber Ärzten ließe sich vermeiden, wenn die formalen Grundlagen bekannt und beachtet würden. Irrtümer über das medizinisch Machbare, die Fehleinschätzung medizinischer Standards und eine Deutung von unvermeidbaren Komplikationen oder Misserfolgen einer Behandlung als Ausdruck von Fehlern führen leicht dazu, dass Ansprüche geltend gemacht werden, die keine Aussicht auf Erfolg haben. Gestiegene Erwartungen an einen Schadensersatz und ein fehlendes Prozesskostenrisiko durch Rechtsschutzversicherungen haben dazu beigetragen, dass die Zahl solcher Verfahren zunimmt, obwohl es keinen Anhalt dafür gibt, dass sich die Häufigkeit von Behandlungsfehlern erhöht.

Ausführlich werden in diesem Buch die Möglichkeiten zur Streitschlichtung unterhalb der Ebene ordentlicher Gerichte geschildert. Zu nennen ist hier die kostenlose Begutachtung durch den medizinischen Dienst der Krankenkassen und durch die Gutachterkommission für ärztliche Behandlungsfehler bei den Ärztekammern. Die Arbeitsweise der Gutachterkommissionen wird ausführlich geschildert.

Nicht selten werden aber auch Verfahren gegenüber Ärzten eingeleitet, obwohl von vornherein erkennbar ist, dass sich die Vorwürfe nicht auf mögliche ärztliche Behandlungsfehler beziehen, sondern auf Probleme aus dem zwischenmenschlichen Bereich. Patienten, die sich schlecht informiert oder unfreundlich behandelt fühlen, finden manchmal keinen anderen Weg, ihre Unzufriedenheit zum Ausdruck zu bringen, als ein Verfahren gegen die Klinik oder die Ärzte anzustrengen. Es kann nicht bestritten werden, dass in solchen Fällen sehr häufig Defizite im Verhalten von Ärzten oder Pflegepersonen zu Grunde liegen, aber dies muss auf anderer Ebene korrigiert werden und darf nicht zu einer Problemverschiebung in Richtung von Behandlungsfehlervorwürfen führen. Geeigneter für solche Fälle ist das Instrument einer

Beschwerde, die sehr hilfreich sein kann, wenn sie an die geeignete Adresse gerichtet und sachlich und konstruktiv formuliert wird.

Überflüssige Verfahren bei Gutachterkommissionen oder Gerichten belasten beide Seiten, die betroffenen Ärzte und die Patienten. Sie verursachen unnötige Kosten, und sie belasten das System der Begutachtungen. Damit sind sie in hohem Maße kontraproduktiv im Hinblick auf eine zügige und sachgerechte Durchführung von Begutachtungsverfahren und Schadensausgleich.

Mit diesem Buch soll betroffenen Patientinnen oder Patienten oder den Angehörigen geholfen werden, ihre Ansprüche gegenüber Ärzten sachgerecht und erfolgversprechend durchzusetzen, ohne Störungen im Vertrauensverhältnis zu bestimmten Ärzten oder allgemein zur Ärzteschaft zu riskieren.

Aber ebenso für Ärztinnen und Ärzte und andere Akteure im Gesundheitswesen kann diese Übersicht hilfreich sein, wenn sie mit Vorwürfen über mögliche Fehler oder Ansprüchen an eine Haftung konfrontiert werden. Auch sie müssen lernen, wie solchen Vorwürfen sachlich zu begegnen ist. Sie müssen in der Lage sein, über eigene Fehler zu sprechen, um nicht durch eine unangemessene Verweigerungshaltung emotionale Spannungen zu induzieren. Auch für sie gilt, dass sich viele Verfahren vor Gutachterkommissionen oder Gerichten vermeiden lassen, wenn im Vorfeld eine offene Kommunikation gepflegt wird.

In letzter Zeit erschienene Monographien zur Arzthaftung sind von Juristen verfasst worden und richten sich in erster Linie an Juristen [2] oder an Juristen und Mediziner [3]. Das vorliegende Buch ist zwar auch als Hilfestellung für Ärzte gedacht, die sich mit Behandlungsfehlervorwürfen konfrontiert sehen, in gleicher Weise jedoch als Informationsquelle und Handreichung für Patienten und deren Angehörige, wenn sie einen Behandlungsfehler vermuten. Es ist von einem Arzt verfasst, soll aber keinesfalls einseitig die ärztliche Position betonen. Im Wissen um die „Asymmetrie" zwischen Ärzten und Patienten bei der Klärung von Ansprüchen wird daher versucht, die Stellung der möglicherweise Geschädigten zu stärken.

So weit wie möglich wurde angestrebt, die Darstellung in einer für medizinische Laien verständlichen Form vorzunehmen. An einigen Stellen wurden Gesetzestexte im Wortlaut wiedergegeben. Im Übrigen wurde aber der juristentypische Sprachgebrauch weitgehend vermieden. Wenn dabei aus Sicht von Juristen gelegentlich eine Unschärfe aufgetreten ist, wird dies bedauert, es wird aber die für Patienten und Ärzte gedachten Botschaften nicht beeinträchtigen.

In jedem Kapitel werden die wichtigsten Kernsätze in optisch herausgestellten Blöcken zusammengefasst. Die eingestreuten Beispiele mit authentischen Fällen sollen helfen, die theoretischen Darstellungen in konkrete Situationen übertragen zu können. Sie entstammen überwiegend aus Gutachten und Bescheiden der Gutachterkommission für ärztliche Behandlungsfehler der Ärztekammer Nordrhein oder aus publizierten Gerichtsentscheidungen.

Wenn einem Arzt oder einer Ärztin ein Fehler unterlaufen ist, taucht unwillkürlich die Frage auf, ob und ggf. wie dieser vermeidbar gewesen wäre. Fast immer lautet die Antwort, dass der Fehler zu vermeiden gewesen wäre, z. B. wenn

- die Kommunikation besser funktioniert hätte,
- die Anamneseerhebung sorgfältiger durchgeführt worden wäre,
- die handschriftliche Dokumentation mit besser lesbarer Schrift erfolgt wäre,
- die genauen Dosierungsanweisungen bei der Medikamentengabe beachtet worden wären,
- Arzneimittelinteraktionen beachtet worden wären,
- pathologische Laborbefunde zur Kenntnis genommen worden wären,
- frühzeitig ein Spezialist zu Rate gezogen worden wäre,
- die „Tupferkontrolle" am Ende der Operation ernst genommen worden wäre.

Die Liste mit Beispielen ließe sich fast beliebig verlängern. In allen diesen Fällen wäre der Fehler nicht passiert, wenn die eigentlich selbstverständlichen ärztlichen Obliegenheiten beachtet worden wären. Bei einer solchen Überlegung handelt es sich aber um eine rückwärts gerichtete Betrachtung. Es gehört geradezu zum Wesen eines Fehlers, dass bei einer solchen rückwärtigen Betrachtung die Vermeidbarkeit erkennbar wird.

Hieraus kann aber nicht geschlossen werden, dass Fehler grundsätzlich vermeidbar wären. Es zählt zu den wichtigsten Erkenntnissen des modernen Qualitäts- und Risikomanagements, dass Fehler auch bei ernsthaften Bemühungen nicht grundsätzlich vermeidbar sind und dass wir deshalb die prinzipielle Fehlerhaftigkeit des ärztlichen Handelns anerkennen müssen.

Ein Standardwerk, das um die Jahrtausendwende eine internationale Debatte über Fehler im Gesundheitswesen ausgelöst hat [4], trug den Titel „To Err is Human" (Irren ist menschlich), und erst im Untertitel hieß es „Building a Safer Health System" (Aufbau eines sichereren Gesundheitssystems). Damit wird ausgedrückt, dass bei allen Bemühungen um eine Fehlervermeidung in ärztlichen Praxen oder in Kliniken nie vergessen werden darf, dass eine prinzipielle Fehlerhaftigkeit zum Menschsein gehört. Nicht nur der Mensch als handelndes Individuum ist grundsätzlich fehlerbehaftet, sondern auch jede von Menschen gesteuerte Organisation. Insbesondere große und extrem komplexe Organisationen wie Kliniken bergen das unauflösliche Risiko für Ablaufstörungen oder Fehler.

Nur in den seltensten Fällen ist ein Fehler bewusst herbeigeführt. Fast immer treten Fehler unbeabsichtigt auf, z. B. durch eine vorübergehende Unaufmerksamkeit. Aber auch nicht entschuldbare Nachlässigkeiten oder Inkompetenzen sind nicht ganz zu vermeiden. Noch wichtiger ist die Erkenntnis, dass nur in wenigen Fällen ein Fehler eindeutig einer Person zuzurechnen ist. In Kliniken treten Fehler vorwiegend durch Kommunikationsmängel auf, bevorzugt an Schnittstellen innerhalb der Berufsgruppen oder zwischen den Berufsgruppen. Viele Fehler sind allein Folge von Mängeln in der Organisation oder der apparativen Ausrüstung.

Durch das sich ständig erweiternde Spektrum diagnostischer Möglichkeiten und differenzierter therapeutischer Eingriffe erhöht sich das Fehlerrisiko in Kliniken. Hinzu kommen die immer stärker werdende Arbeitsteilung in den Kliniken und der Zwang zur Wirtschaftlichkeit, der sowohl bei der Ausstattung als auch beim Personalschlüssel Grenzen setzt. Das ärztliche und pflegerische Handeln nimmt zunehmend den Charakter einer „gefahrgeneigten Tätigkeit" an.

Über die Häufigkeit von Fehlern in der Medizin liegen keine verlässlichen Angaben vor, und aus verschiedenen Gründen wird es diese auch nie geben. Solche Zahlenangaben wären auch nicht wirklich hilfreich. Da jeder Fehler prinzipiell vermeidbar ist, ist jeder Fehler einer zu viel, und es müssen alle Anstrengungen unternommen werden, möglichst viele Fehler zu vermeiden.

2.2 Fehlerkultur und Fehlervermeidungsstrategien

So paradox es auf den ersten Blick klingt: Für Fehlervermeidungsprogramme ist es eine erste und sehr wichtige Voraussetzung, anzuerkennen, dass Fehler menschlich sind und immer wieder vorkommen werden. Nur aus dieser Erkenntnis kann sich eine gesunde „Fehlerkultur" entwickeln. Ein Null-Fehler-Anspruch ist dagegen gefährlich, er kann leicht zu Vertuschungstendenzen oder, noch schlimmer, zu nicht gerechtfertigten Vorwürfen gegenüber Dritten führen. Mit dem Begriff Fehlerkultur wird die Abkehr von der uns seit der Kindheit geläufigen Vorstellung bezeichnet, dass es für jeden Fehler einen Verantwortlichen gibt und dass dieser für den Fehler „bestraft" werden muss.

> **Die prinzipielle Fehlerhaftigkeit des Menschen gilt auch für Ärztinnen und Ärzte. Ein Null-Fehler-Anspruch kann dagegen gefährliche Folgen haben.**
> **Eine gesunde Fehlerkultur kann dazu beitragen, in Zukunft Fehler möglichst zu vermeiden.**

Die moderne Fehlerkultur geht davon aus, dass Fehler überall vorkommen und dass es vor allem wichtig ist, aus den Fehlern zu lernen. Eine persönliche „Schuld" und Sanktionen spielen dagegen keine oder eine ganz untergeordnete Rolle. Aus diesen Erkenntnissen hat sich z. B. in Kliniken das sog. CIRS (Critical Incident Reporting System) entwickelt, in dem Fehler und Ablaufstörungen offen diskutiert und aufgearbeitet werden, auch wenn sie nicht zu Schäden geführt haben.

Wer nicht akzeptiert, dass auch ihm Fehler unterlaufen können, wird zur Fehlervertuschung mit allen bösen Folgen neigen. Noch schlimmer als eine Vertuschung kann die Tendenz sein, für den aufgetretenen Fehler Andere verantwortlich zu machen. Dass dies zu einer tiefen Störung in der Arbeitswelt führen wird, liegt auf der Hand.

Kliniken, die im Innenverhältnis eine offene Fehlerkultur pflegen, werden auch im Außenverhältnis, also z. B. bei Behandlungsfehlervorwürfen, zu einer offenen Kommunikation bereit sein. Jedem Betroffenen muss geraten werden, zunächst von der Bereitschaft der Ärzte oder anderer Verantwortlicher einer Klinik auszugehen, in einem vertrauensvollen Gespräch mögliche Fehler anzusprechen. In einem späteren Kapitel wird ausgeführt, wie solche Gespräche zielführend gestaltet werden können.

2.3 Aktionsbündnis Patientensicherheit

Fehlervermeidungsstrategien basieren nicht nur auf den Erfahrungen aus eingetretenen Fehlern und den damit verbundenen Risiken, sondern auch auf der vorbeugenden Analyse risikobehafteter Strukturen oder Verhaltensweisen in Kliniken oder Praxen. Hierfür werden Audits durch speziell im Risikomanagement erfahrene Gesellschaften oder Firmen angeboten.

Sehr hilfreich ist in diesem Zusammenhang auch das Aktionsbündnis Patientensicherheit e. V. (APS), das im April 2005 als gemeinnütziger Verein gegründet wurde. Es setzt sich für eine sichere Gesundheitsversorgung ein und widmet sich der Erforschung, Entwicklung und Verbesserung dazu geeigneter Methoden. Zu diesem Zweck haben sich Vertreter der Gesundheitsberufe, ihrer Verbände und der Patientenorganisationen zusammengeschlossen, um eine gemeinsame Plattform aufzubauen. Zusammen wählen und tragen sie die Projekte und Initiativen des Vereins. Die Vereinsarbeit basiert auf folgenden Grundregeln: Glaubwürdigkeit durch Unabhängigkeit, Bündelung von Fachkompetenzen, multidisziplinäre Vernetzung, sowie das Prinzip „von der Praxis für die Praxis".

Mitglieder im Aktionsbündnis Patientensicherheit sind:
– Einzelpersonen aus allen Bereichen des Gesundheitswesens,
– Patientenorganisationen,
– Krankenhäuser,
– Fachgesellschaften,
– Berufsverbände,
– Selbstverwaltung,
– Krankenkassen,
– Haftpflichtversicherer,
– Gerätehersteller,
– Beratungsfirmen.

Das Aktionsbündnis wird vom Bundesministerium für Gesundheit unterstützt. Auf internationaler Ebene bestehen Kooperationen zu den Schwesterorganisationen für Patientensicherheit. Die Zusammenhangarbeit dient dem fachlichen Austausch sowie der Vorbereitung und Durchführung von Aktionen und Kampagnen zur Verbesserung der Patientensicherheit in Deutschland.

Das Aktionsbündnis Patientensicherheit bietet u. a. auch Hilfen bei der Einrichtung von CIRS-Systemen an, die unter der Überschrift „aus Fehlern lernen" im Internet abrufbar sind[1]. Im Vordergrund der Arbeit stehen allerdings Handlungsempfehlungen, die ebenfalls im Internet zu finden sind.

Zurzeit stehen folgende Handlungsempfehlungen zur Verfügung:
- „Tipps für eine sichere Arzneimitteltherapie" des MBG,
- Arzneimitteltherapiesicherheit im Krankenhaus,
- Patientensicherheit durch Prävention medizinproduktassoziierter Risiken,
- Wege zur Patientensicherheit – Lernzielkatalog für Kompetenzen in der Patientensicherheit,
- Vermeidung von Stürzen älterer Patienten im Krankenhaus – Fakten und Erläuterungen,
- Checkliste für Klinikmitarbeiter – „Prävention von Stürzen",
- Einsatz von Hochrisikoarzneimitteln – oral appliziertes Methotrexat,
- Checkliste Arzneitherapiesicherheit im Krankenhaus,
- Einführung von CIRS im Krankenhaus,
- Eingriffsverwechslungen in der Chirurgie,
- Jeder Tupfer zählt – Vermeidung unbeabsichtigt belassener Fremdkörper im OP-Gebiet.

Neben diesen für Ärzte und Pflegepersonen gedachten Handlungsempfehlungen wurden vom APS auch Informationen für Patienten publiziert:
- Medikationsplan für Patienten,
- Tiefer Venenthrombose vorbeugen,
- Sicher im Krankenhaus – Empfehlungen für Patientinnen, Patienten und ihre Angehörigen,
- Vermeidung von Stürzen im Krankenhaus,
- Prävention von Krankenhausinfektionen und Infektionen durch multiresistente Erreger,
- Sicher in der Arztpraxis,
- Tipps des APS zum häuslichen Umgang mit Arzneimitteln.

Alle diese Handlungsempfehlungen und Informationen stehen als Downloads zur Verfügung. Besonders hilfreich sind dabei auch Empfehlungen in Plakatform wie die zur „Prävention von Eingriffsverwechslungen". Dieses farbig gestaltete Plakat, das in Operationssälen aufgehängt werden soll, besteht aus den vier Blöcken „Identifikation Patient", „Markierung Eingriffsort", „Zuweisung zum richtigen OP-Saal" und

---

1 www.aps-ev.de

„Team-Time-out vor Schnitt", wobei die Empfehlungen in den diesen Blöcken jeweils noch in die Rubriken „wer?", „wann?" und „was?" unterteilt sind.

2.4 Kleine Fehler, schwerwiegende Folgen

Die weit überwiegende Zahl von Fehlern oder Ablaufstörungen im Medizinbetrieb sind harmlos, sie werden häufig als „trivial" wahrgenommen. In den allermeisten Fällen wird der Fehler als solcher kaum zu großem Ärger oder Anschuldigungen führen. In der Medizin kann aber leider jeder noch so kleine und „triviale" Fehler schwerwiegende Folgen haben. Der Fehler, der aus irgendeinem Grund zu medizinischen Konsequenzen führt, bekommt dadurch eine völlig andere Dimension. Der Geschädigte wird in solchen Fällen meist keinerlei Verständnis für den Fehler aufbringen und schnell schwere Vorwürfe erheben. Der Fehler mit Folgen muss sich aber in keiner Weise von den vielen eher „trivialen" Fehlern ohne Folgen unterscheiden. In zahlreichen Fällen sind die Umstände, die dazu führen, dass ein Fehler mit schwerwiegenden Folgen behaftet ist, dem Verursacher des Fehlers gar nicht anzulasten.

> **Die häufigen „trivialen" Fehler und Ablaufstörungen unterscheiden sich nicht von Fehlern mit u. U. schwerwiegenden Folgen. Moderne Fehlervermeidungsstrategien nutzen systematisch die folgenlos gebliebenen Fehler, um aus ihnen zu lernen. Persönliche Schuld und Strafen spielen dabei keine Rolle.**

Bei einem Fehler mit schweren Folgen ist die subjektive „Schuld" des Verursachers nicht anders als bei einem gleich gelagerten Fehler, der folgenlos geblieben ist. Das Maß der Empörung bei einem Behandlungsfehler mit Folgen sollte deshalb nicht in erster Linie an dem Schaden bemessen werden, sondern vielmehr an dem zu Grunde liegenden Fehler. So schwer diese Erkenntnis einem Betroffenen zu vermitteln sein mag, sollte man sich dieser Tatsachen immer bewusst bleiben. Allein diese Erkenntnis könnte bei Streitfällen zu einer Deeskalation und Versachlichung beitragen.

Die Geburt eines behinderten Kindes ist immer ein tragischer Fall, der wegen der notwendigen Langzeitbetreuung mit einem Millionenschaden verbunden sein kann. Der auslösende Behandlungsfehler kann aber von vergleichsweise geringer „Schuld" sein und sich nicht von Vorkommnissen unterscheiden, die im Alltag einer Entbindungsklinik immer wieder einmal vorkommen. So könnte die Fehldeutung eines Kardiotokographie-Befundes, wie dies in einer hektischen Situation im Kreißsaal leicht einmal vorkommen kann, zu einer Verzögerung einer dringend indizierten Kaiserschnittentbindung geführt haben, wodurch es zu einer zu langen kindlichen Hypoxie mit der Folge eines Hirnschadens gekommen ist.

Die Grundlage für eine Arzthaftung beruht auf den Regelungen zum Behandlungsvertrag, wie sie im Patientenrechtegesetz von Februar 2013 formuliert sind[2]. In diesem Gesetz wurden die Grundsätze, die über Jahre hinweg von der Rechtsprechung entwickelt wurden, in einem gesetzlichen Rahmen zusammengefasst. Bis zu dieser Neuregelung waren die als „Richterrecht" bezeichneten Vorschriften zum Arzt-Patienten-Verhältnis kaum zu überschauen.

Juristen unterscheiden die „vertragliche Haftung", nach der derjenige, der eine Behandlungsaufgabe vertraglich übernommen hat, für ein mögliches eigenes Verschulden haftet. Die vertragliche Haftung trifft den niedergelassenen Arzt persönlich, im Krankenhaus dagegen in der Regel nicht den einzelnen Arzt, sondern den Träger des Krankenhauses, der dann auch für das von ihm eingestellte Personal haftet. Dem steht die „deliktische Haftung" gegenüber, die sich auf eine unerlaubte Handlung eines Arztes oder einer Ärztin bezieht. Eine deliktische Haftung kann sich auf ein eigenes Fehlverhalten richten, auf eine Haftung für Verrichtungsgehilfen (Beispiel s. u.) oder auf ein Organisationsverschulden des Krankenhausträgers (Beispiel s. u.). In der Praxis hat eine solche Unterscheidung in vertragliche oder deliktische Haftung aber nur eine sehr geringe Bedeutung.

Der ärztliche Behandlungsvertrag ist kein Werkvertrag. Anders als etwa der Handwerker, der für die Korrektheit des bestellten Produktes haftet, haftet der Arzt nie für ein bestimmtes Behandlungsergebnis. Die Haftung bezieht sich bei Ärzten immer auf seine „Dienstleistung", indem er dem Patienten die berufsübliche Sorgfalt schuldet. Maßstab ist dabei der gute ärztliche Standard[3], dessen Einsatz zur Erreichung des Behandlungsziels erforderlich ist. Dieser Unterschied ergibt sich schon daraus, dass Ärzte, auch wenn sie alles richtig machen, niemals ein konkretes Behandlungsergebnis garantieren können.

> **Der ärztliche Behandlungsvertrag ist kein Werkvertrag mit Erfolgsgarantie. Ärztinnen und Ärzte schulden dem Patienten lediglich die berufsübliche Sorgfalt.**

Im Fall einer Haftung schuldet der Arzt dem Patienten a) ein Schmerzensgeld und b) einen Schadensersatz. Die zum Schadensersatz führenden materiellen Kosten sind z. B. Kosten zur Wiederherstellung der Gesundheit wie Rehabilitationen, andere materielle Kosten wie Verdienstausfall oder Haushaltsführungskosten sowie Kosten für die Durchsetzung seiner Ansprüche wie Anwaltskosten. Die gesetzlichen Kran-

---

2 § 630a ff.
3 § 630a Abs. 2 BGB

kenkassen ihrerseits sind berechtigt, Kosten geltend zu machen, die als Folge eines Behandlungsfehlers aufgetreten sind.

Eine Arzthaftung mit Schadensersatz erfordert immer drei Bedingungen, die in den drei folgenden Kapiteln gesondert behandelt werden:

1. Es muss ein vorwerfbarer **Behandlungsfehler** vorliegen.
2. Es muss ein materieller oder immaterieller **Schaden** vorliegen.
3. Es muss eine **Kausalität** (ursächlicher Zusammenhang) zwischen Behandlungsfehler und Schaden bestehen.

Bei der Beurteilung von Haftungsansprüchen wird immer geprüft, ob diese drei Voraussetzungen vorliegen. Wenn eine der Bedingungen nicht erfüllt ist, entfallen die Grundlagen für die Arzthaftung.

> **Für eine Arzthaftung müssen drei Bedingungen erfüllt sein:**
> 1. Vorliegen eines Behandlungsfehlers,
> 2. Vorliegen eines Schadens,
> 3. ursächlicher Zusammenhang zwischen Fehler und Schaden.

3.2 Unterschiede zwischen Straf- und Zivilverfahren

Wenn Haftungsansprüche gerichtlich durchgesetzt werden sollen, handelt es sich immer um ein Zivilverfahren. Strafrechtliche Aspekte finden dabei grundsätzlich keine Berücksichtigung. Es kommt bei einem solchen Verfahren auch nie zu einer Bestrafung des Arztes oder der Ärztin. Alle hier im Zusammenhang mit Behandlungsfehlern genannten Beispiele beziehen sich auf zivilrechtliche Verfahren mit Haftungsansprüchen. In der Gutachterkommission oder bei Stellungnahmen der Medizinischen Dienste der Krankenkassen werden ausschließlich Arzthaftungsfälle bearbeitet.

Da es aber im Zusammenhang mit Behandlungsfehlervorwürfen nicht selten auch zu strafrechtlichen Ermittlungsverfahren kommt, ist es wichtig, die prinzipiellen Unterschiede zwischen zivilrechtlicher Haftung einerseits und strafrechtlicher Verantwortung andererseits zu kennen.

Kennzeichnend für das Strafrecht ist, dass es sich beim Täter stets um eine natürliche Person handeln muss. Bei der strafrechtlichen Beurteilung ärztlicher Heilmaßnahmen wird gefragt, ob der Arzt einen mit Strafe bedrohten Tatbestand, z. B. die in § 229 des Strafgesetzbuches normierte fahrlässige Körperverletzung oder die fahrlässige Tötung nach § 222, rechtswidrig und schuldhaft verwirklicht hat. Ermittelt wird unter Mithilfe der Polizei durch die zuständige Staatsanwaltschaft[4]. Soweit es zu

---

4 §§ 160, 163 StPO

einer Anklage und einem gerichtlichen Verfahren kommt, obliegen die Entscheidungen den Strafgerichten. Die Ermittlungen der Staatsanwaltschaft erfolgen von Amts wegen oder auf Grund von Strafanzeigen oder Strafanträgen durch geschädigte Patienten oder deren Angehörige[5].

Neben (sehr selten verhängten) Freiheitsstrafen für Ärzte können im Strafrecht Geldstrafen verhängt werden. Viele Verfahren werden auch unter Auferlegung einer Geldbuße ohne eine Bestrafung eingestellt. Gegenstand des strafrechtlichen Verfahrens sind jedoch nicht die möglichen Schadensersatzansprüche des Patienten. Die Mittel aus Geldstrafen werden in der Regel nicht zu Gunsten des geschädigten Patienten verwandt, sie fallen an den Staat und werden häufig förderungswürdigen Institutionen zugewiesen. Ein geschädigter Patient hat von einem Strafverfahren also selbst keinen „Gewinn", sondern allenfalls eine gewisse Genugtuung erfahren. Trotzdem werden auch von Patienten solche Verfahren nicht selten in Gang gesetzt, weil sie für ihn kostenfrei sind. Außerdem wird im strafrechtlichen Ermittlungsverfahren die Beweissicherung von Amts wegen vorgenommen, etwa durch Beschlagnahme der Behandlungsunterlagen. Auf der Basis der in einem solchen Verfahren gewonnenen Erkenntnisse kann dann, auch wenn es nicht zu einer Verurteilung kommt, ein Schadensersatzanspruch erhoben und ggf. in einem neuen Verfahren zivilrechtlich durchgesetzt werden.

In einem Strafverfahren sind die Anforderungen an die Kausalität (Ursächlichkeit) zwischen Behandlungsfehler und Schaden besonders hoch. Der ursächliche Zusammenhang muss mit an Sicherheit grenzender Wahrscheinlichkeit bewiesen werden, weshalb es vergleichsweise selten zu strafrechtlichen Verurteilungen von Ärzten kommt. Andererseits sind derartige Verfahren für Ärzte aber besonders unangenehm, weil sie grundsätzlich öffentlich verhandelt werden, wodurch die Reputation des Arztes, auch wenn es nicht zu einer Verurteilung kommt, in erheblicher Weise beschädigt werden kann.

> **Im Unterschied zu Arzthaftungsverfahren (Zivilverfahren) zeichnet sich ein Strafverfahren gegen Ärzte dadurch aus,**
> - **dass ein strafbewährtes Delikt (fahrlässige Körperverletzung oder Tötung) vorliegen muss,**
> - **dass immer eine persönliche Verantwortung besteht,**
> - **dass die Anforderungen an die Kausalität sehr hoch sind,**
> - **dass Strafen verhängt werden können und**
> - **dass die Verfahren öffentlich sind.**

In einem Zivilverfahren spielt eine mögliche Bestrafung dagegen keine Rolle, gefragt wird vielmehr allgemein, ob ein vorwerfbarer Behandlungsfehler vorliegt, der zu einem Schaden geführt hat. Da in einer Klinik meist alle an der Behandlung Beteilig-

---

5 §§ 152, 158 StPO

ten gemeinsam über eine Haftpflichtversicherung versichert sind, wird häufig darauf verzichtet, den individuellen Anteil an der Schadensverursachung zu ermitteln.

Im Zivilverfahren wird der Arzt durch seine Haftpflichtversicherung unterstützt, die im Rahmen des versicherten Risikos ihrerseits auch einen möglichen Schadensersatz übernimmt [5]. Patienten können sich durch ihre Rechtsschutzversicherung unterstützen lassen. Die Krankenkassen sollen ihre Versicherten bei der Verfolgung von Schadensersatzansprüchen unterstützen[6]. Nicht selten erhebt nach einem von Patientenseite angestrengten und erfolgreichen Haftpflichtprozess gegen den Behandler die Krankenversicherung ihrerseits Ansprüche wegen der durch den Behandlungsfehler entstandenen Kosten[7].

3.3 Verjährung

Ansprüche aus einem Behandlungsfehler verjähren nach drei Jahren. Dieser Zeitraum beginnt nicht mit dem Zeitpunkt des Schadenseintritts, sondern mit dem Zeitpunkt, an dem der Patient Kenntnis über den Schaden und einen möglichen Behandlungsfehler erlangt hat oder erlangen konnte. So kann z. B. ein Geburtsschaden erst dann erkennbar werden, wenn bei einem Kind eine normale Entwicklung ausbleibt.

Bei einem Verdacht auf einen möglichen Behandlungsfehler sollte ein Patient also möglichst unverzüglich einen Anspruch stellen, auch wenn der Zusammenhang noch sehr vage erscheint. In der Zeit, in der private Gutachten erstellt werden, läuft aber die Verjährungsfrist weiter. Deshalb sollte in solchen Fällen die Versicherung des Arztes gebeten werden, auf die Einrede der Verjährung zu verzichten. Solange Begutachtungen in einer Gutachterkommission laufen, wird die Verjährungsfrist aber gehemmt. Auch nach mehrjährigen Verfahren in einer Gutachterkommission kann anschließend eine Zivilklage vor einem Gericht erhoben werden, ohne dass der Ablauf einer Verjährungsfrist zu befürchten ist.

3.4 Haftung für Fehler eines Erfüllungs- bzw. Verrichtungsgehilfen

Der Arzt haftet in aller Regel auch für Fehler seiner Mitarbeiter, selbst wenn er alle nötigen Vorkehrungen zur Fehlervermeidung eingebaut hat. Eine Haftung entfällt allenfalls bei einem vorsätzlichen regelwidrigen Handeln eines Mitarbeiters. In dem folgenden Beispiel musste er für den Fehler seiner Helferin und den dadurch entstandenen Gesundheitsschaden haften, obwohl ihm keine persönlichen Fehlleistungen vorzuwerfen waren[8].

---

6 Allgemeine Versicherungsbedingungen für die Haftpflichtversicherung (AHB)

7 § 116 SGB V

8 GaK-ÄkNo 2009/1137.

Bei einer ambulanten Operation wurde bei einer jungen Frau ein in der Haut tastbarer Knoten am Fuß entfernt, der vom Pathologen als gutartig klassifiziert wurde. Dieses Ergebnis hatte der Operateur ausführlich mit der Patientin besprochen und deshalb auch keine weiteren Maßnahmen eingeleitet. Der Pathologe hatte aber ohne Wissen des behandelnden Arztes das Präparat zusätzlich an einen externen Spezialisten weitergeleitet, der zu dem Urteil eines sehr seltenen bösartigen Tumors kam. Dieser korrigierende Befund wurde dem Arzt per Fax zugestellt. Eine Arzthelferin hatte diesen Befund dann entgegen klaren Anweisungen in den Akten abgelegt, ohne ihn dem behandelnden Arzt vorzulegen. So kam es, dass die notwendige Nachoperation mit vollständiger Tumorentfernung unterblieb, was später eine Teilamputation des Fußes erforderlich machte.

Der Arzt, der klare Anordnungen über den Umgang mit eingehenden Befunden in der Praxis gegeben hatte und dem deshalb persönlich kein Fehler unterlaufen war, muss hier trotzdem für den erheblichen Gesundheitsschaden haften.

Der Arzt oder die gesamthaftende Klinik haftet auch für Fehler eines Erfüllungsgehilfen und für Organisationsfehler.

3.5 Haftung für ein Organisationsverschulden

Für Krankenhäuser besteht neben dem Haftungsrisiko aus dem Behandlungsvertrag, das sich auf Diagnose, Behandlung, Dokumentation oder Aufklärung bezieht, auch ein Haftungsrisiko aus dem Krankenhausaufnahmevertrag. Hier haftet nicht ein Arzt, sondern der Krankenhausträger, der z. B. sicherzustellen hat, dass genügend ausgebildetes und nicht übermüdetes Personal zur Verfügung steht und dass die medizinischen Geräte gewartet und instand gehalten werden. Ein Organisationsverschulden ergibt sich immer dann, wenn derjenige, der eine Gefahrenquelle bereitstellt, nicht alles tut, um Schäden durch diese Gefahrenquelle für Dritte zu verhindern. Dazu muss das Krankenhaus eine strukturierte Aufbau- und Ablauforganisation planen und dokumentieren. Dies betrifft z. B. die Anweisungs- und Überwachungspflichten, die Regelung zur Delegation bestimmter Aufgaben und die Organisation der Schnittstellen zwischen den Mitarbeitern einer Abteilung, den unterschiedlichen Abteilungen und externen Mitarbeitern. Im Falle eines Schadens muss die Klinik in der Lage sein, diese organisatorischen Vorkehrungen zu belegen. Im Kapitel 4, „Behandlungsfehler", finden sich Beispiele für Schäden durch Organisationsverschulden.

Wenn allerdings ein Behandlungsfehler dadurch entsteht, dass ein Eingriff mangels geeigneter Gerätschaften mit einem ungeeigneten und damit risikobehafteten Gerät entstanden ist, kann der Arzt die Haftung nicht auf den Krankenhausträger, der die Beschaffung besserer Geräte abgelehnt hat, abschieben. Analoges gilt, wenn von Trägerseite keine ausreichende Personalausstattung vorgenommen wird. Der Arzt selbst ist dafür verantwortlich, dass die sächliche und personelle Ausstattung für die von ihm vorgenommenen Eingriffe geeignet ist. Notfalls muss er die Durchführung bestimmter Eingriffe ablehnen. Da dies mit Einnahmeverlusten für die Klinik verbunden ist, ergibt sich aus solchen Konstellationen häufig ein Konfliktpotential. Es ist nicht zu verkennen, dass sich das Risiko für Ärzte dadurch erhöht, dass das Behandlungsgeschehen von den Trägern der Kliniken zunehmend auf einen ökonomischen Vorgang reduziert wird und dass vom Arzt als „Erbringer" einer Leistung in erster Linie erwartet wird, den wirtschaftlichen Erfolg des Unternehmens zu sichern.

Bei etwa 70 % aller Fälle, die in der Gutachterkommission für ärztliche Behandlungsfehler bei der Ärztekammer Nordrhein behandelt werden, kommen die Gutachter zu dem Ergebnis, dass kein Behandlungsfehler vorliegt. Diese Zahl ist recht konstant, und sie gilt in ähnlicher Weise ebenso für die Gutachterkommissionen der anderen Kammerbezirke. Auch Haftpflichtprozesse werden in mehr als zwei Dritteln aller Fälle ohne die Feststellung eines Behandlungsfehlers abgeschlossen.

Die Frage, ob ein Behandlungsfehler vorliegt, darf grundsätzlich nicht vom Ergebnis her betrachtet werden, sondern immer nur aus der Sicht ex ante, also ausschließlich unter dem Aspekt der Handlungen oder Unterlassungen vor bzw. bei Eintritt des Fehlers. Medizinische Laien neigen oft dazu, aus einem schlechten und für sie nicht nachvollziehbaren Ergebnis zu folgern, dass ein Fehler vorgelegen haben müsse. Da sie in solchen Fällen selbst den vermuteten Fehler nicht erkennen können, werden Sachverständige oder Gutachterkommissionen gebeten, für sie den Fehler ausfindig zu machen. Verständlicherweise ist die Enttäuschung groß, wenn die Sachverständigen feststellen, dass der beobachtete Schaden nicht auf einen Behandlungsfehler zurückzuführen ist.

Der folgende Fall stellt ein typisches Beispiel für die Annahme eines Behandlungsfehlers allein wegen des tragischen und schwer verständlichen Verlaufs dar.

Die 74-jährige Patientin mit mehreren Vorerkrankungen, die zu Fuß die Klinik betreten hatte, wurde mit der Diagnose einer spastischen Bronchitis stationär aufgenommen. Nach zehnwöchiger klinischer Behandlung war sie unter den Zeichen einer Sepsis (sog. Blutvergiftung, systemische bakterielle Besiedelung) verstorben, also einer Erkrankung, deren Zusammenhang mit der zur Aufnahme führenden Grunderkrankung nicht ohne weiteres zu erkennen ist. Der Sohn der Patientin, der fest davon überzeugt war, dass etwas schiefgegangen sein musste, bat die Gutachterkommission, den Fall zu analysieren und herauszufinden, welche Fehler zu dem katastrophalen Ergebnis geführt haben.

Wegen Hustens und zunehmender Dyspnoe (Luftnot) hatte die Patientin vorübergehend ein Antibiotikum erhalten, eine Maßnahme, die zwar nicht zwingend erforderlich, aber ärztlich vertretbar war. Die Patientin wurde zunächst mit leichter Besserung entlassen, musste aber schon zwei Tage später wieder stationär aufgenommen werden, weil sich der Verdacht auf eine Pneumonie (Lungenentzündung) ergeben hatte. Sie musste erneut mit Antibiotika behandelt werden. Leider hatte sich im Laufe der folgenden Tage mit der Entwicklung einer sog. Clostridien difficile-Enteritis (bakteriell bedingte Darmentzündung) mit massiven Durchfällen ein bekanntes Risiko der Antibiotikagabe realisiert. Trotz sofortiger und leitliniengerechter Therapie entwickelten sich verschiedene Komplikationen wie Nierenversagen, Magengeschwür mit Sickerblutung, Herzinsuffizienz und Diabetesentgleisung. Die Patientin wurde schnell intensivpflegebedürftig und musste künstlich beatmet werden. Die jetzt auftretende systemische Keimbesiedelung erwies sich als resistent gegenüber allen Antibiotika. Im Rahmen dieser Sepsis ist die Patientin verstorben[9].

---

9 GaK-ÄkNo 2013/1387

Die medizinischen Sachverständigen der Gutachterkommission konnten an keiner Stelle ein fehlerhaftes Handeln erkennen. Der Eintritt des Todes war damit eine Verkettung nicht vermeidbarer Komplikationen der Behandlung und musste als schicksalshaft angesehen werden.

Bei Weitem nicht jeder therapeutische Misserfolg ist ein Behandlungsfehler. Auftretende Beschwerden oder Funktionsstörungen können auch bekannte Nebenwirkungen oder Komplikationen einer sachgerecht durchgeführten Therapie sein. Oftmals ist es schwierig, die Folgen der Krankheit selbst und die Folgen der Fehlbehandlung zu unterscheiden, und sehr häufig werden von den Angehörigen vorbekannte Tatsachen verdrängt. Dies wird aus der folgenden Falldarstellung sehr deutlich.

Die Tochter und Betreuerin eines 85-jährigen Patienten, der sechs Tage nach seiner stationären Aufnahme im Endzustand einer Krebserkrankung mit ausgedehnter Lebermetastasierung tot im Bett aufgefunden wurde, wendet sich an die Gutachterkommission, weil sie angeblich kaum von den Ärzten informiert worden war und die Abläufe nicht verstanden hatte. Es waren aber ausführliche Gespräche mit dem Patienten selbst vorausgegangen. Nachdem bei dem Patienten mit mehreren schweren Vorerkrankungen drei Monate zuvor ein fortgeschrittenes Magenkarzinom diagnostiziert worden war, hatten ausführliche Gespräche mit ihm und seiner Tochter stattgefunden, in denen die schlechte Prognose erläutert wurde. Trotz des Hinweises auf Blutungsgefahren wurden weitere Behandlungen abgelehnt. Bis zum Eintritt des Todes konnte ausschließlich eine palliative Betreuung erfolgen[10].

Bei der Tochter wurden offenbar ein fehlendes Verständnis über die medizinischen Zusammenhänge und die Trauer über den Verlust des Vaters in Vorwürfe gegenüber Ärzten umgesetzt, die sich sehr einfühlsam und fachlich kompetent um den Vater bemüht hatten. Dies mag psychologisch zu verstehen sein, sollte aber nicht dazu führen, dass sich die Gutachterkommission hiermit befassen muss.

Im folgenden Fall ist ein therapeutischer Eingriff misslungen und durch den erzwungenen Abbruch der Bemühungen ist ein erheblicher Gesundheitsschaden eingetreten. Auch hier fiel es den Angehörigen schwer zu akzeptieren, dass dies nicht auf einem Behandlungsfehler beruhte.

Bei der 48-jährigen Patientin mit schweren Behinderungen musste zur Sicherstellung einer ausreichenden Ernährung eine sog. PEG (Magensonde durch die Bauchhaut) angelegt werden. Den Ärzten, einschließlich des erfahrenen Chefarztes, eines Magen-Darm-Spezialisten, war es auch nach mehreren Versuchen nicht gelungen, die PEG-Sonde durch die Magenwand nach außen zu ziehen, vermutlich als Folge von Narbenbildungen nach früheren Eingriffen ähnlicher Art. Der Eingriff wurde abgebrochen, und die Sonde musste über eine Gastroskopie („Magenspiegel") aus dem Magen entfernt werden. Dabei war es zu einem Luftaustritt in den Bauchraum gekommen, ehe das Loch in der Magenwand durch einen sog. Clip verschlossen werden konnte. Zur Vorbeugung einer Entzündung

---

10 Gak-ÄkNo 2014/1357

wurde sofort ein Antibiotikum verabreicht. Trotzdem zeigten sich nach mehreren Tagen immer noch freie Luft im Bauchraum und leichte Entzündungsreaktionen, und es wurde eine Operation notwendig. Bei dieser Gelegenheit konnte ein sog. Gastrotube als Nährsonde angebracht werden[11].

Die Angehörigen baten um Überprüfung des Vorganges, weil sie fest davon ausgingen, dass derartige Komplikationen bei einem Routineeingriff nur Ausdruck eines „Kunstfehlers" sein könnten. Die Gutachterkommission für ärztliche Behandlungsfehler konnte aber keinen Fehler erkennen. Es handelt sich um eine seltene, aber im Einzelfall nicht vermeidbare Komplikation. Auch der Luftaustritt bei der Gastroskopie war nicht vermeidbar und fast vorhersehbar. Alle Reaktionen auf die Komplikationen erfolgten sachgerecht.

4.2 Definitionen von Behandlungsfehlern

Behandlungsfehler werden umgangssprachlich häufig als Kunstfehler bezeichnet, womit ausgedrückt werden soll, dass die ärztliche Behandlung nicht nach den Regeln der ärztlichen Kunst erfolgt ist. Die ursprüngliche Verwendung des Begriffes geht auf Rudolf Virchow zurück, der den Kunstfehler als „die Gesundheitsschädigung eines Patienten aus Mangel an gehöriger Aufmerksamkeit oder Vorsicht und zuwider allgemein anerkannter Regeln der Heilkunde" definiert hat. In der Fachwelt wird der Begriff Kunstfehler heute nicht mehr verwendet.

Unter einem Behandlungsfehler[12] ist eine nicht ordnungsgemäße Behandlung durch einen Arzt oder eine Ärztin oder auch einen Angehörigen anderer Heilberufe zu verstehen. Der „klassische" Behandlungsfehler entsteht im Kernbereich des ärztlichen Handelns, in der Therapie. Ein Behandlungsfehler kann aber auch alle anderen Bereiche ärztlicher Tätigkeit, z. B. die Diagnostik, betreffen (s. gesondertes Kapitel). Daneben gibt es diverse Fehler in den medizinischen Abläufen und in der Organisation. Fehler können ferner durch nachgeordnete oder zuarbeitende Personen entstehen. Angesichts der Komplexität medizinischer Abläufe und der Vielfältigkeit der medizinischen Fachbereiche ist eine auch nur annähernd vollständige Auflistung möglicher Fehler nicht umsetzbar.

> Der Begriff Behandlungsfehler bezieht sich auf alle Bereiche der ärztlichen Tätigkeit und bezeichnet eine Behandlung, die nicht den zum Zeitpunkt der Behandlung bestehenden allgemein anerkannten medizinischen Standards entspricht.

---

11 GaK-ÄkNo 2015/0432
12 Nach einer Pressemitteilung des Bundesgesundheitsministeriums vom 3.12.2014

Ganz allgemein wird der Behandlungsfehler definiert als ein Verstoß gegen den zu fordernden medizinischen Facharztstandard. Eine verbreitete Definition[13] lautet: „Standard in der Medizin repräsentiert den jeweiligen Stand naturwissenschaftlicher Erkenntnis und ärztlicher Erfahrung, der zur Erreichung des ärztlichen Behandlungsziels erforderlich ist und sich in der Erprobung bewährt hat." Dabei ist die Beschränkung auf eine naturwissenschaftliche Erkenntnis nicht angemessen. Zur Gewinnung wissenschaftlicher Erkenntnisse bedient sich die Medizin der Methoden und Theorien verschiedener anderer Wissenschaften. Neben den Naturwissenschaften Chemie, Physik und Biologie werden z. B. auch Methoden der Psychologie und der Sozialwissenschaften zu Rate gezogen und unter dem Gesichtspunkt ihrer Brauchbarkeit für die Erkennung, Behandlung und Vorbeugung von Krankheiten ausgewählt und für die Anwendung in Forschung und Praxis der Medizin modifiziert. Viele Erkenntnisse stammen aus strukturiert geplanten und ausgewerteten empirischen Therapieversuchen, sog. Studien [6].

Eine weitere häufig verwendete Formulierung zur Beschreibung von Behandlungsfehlern findet sich in der Frage, ob sich der Arzt gemäß einem „gewissenhaften Facharzt in der konkreten Behandlungssituation" verhalten hat. Diese sehr weiche Formulierung ist schwer mit Inhalten zu füllen. Die Frage an den Gutachter, wie er in dieser Situation gehandelt hätte, ist sicher nicht allein maßgebend. Der medizinische Standard und damit das angemessene ärztliche Vorgehen müssen unabhängig von einer persönlichen Präferenz beurteilt werden.

Der medizinische Standard wird aus einer Vielzahl von Forschungsergebnissen gewonnen, die in Originalpublikationen, wissenschaftlichen Übersichtsarbeiten und Lehrbüchern und neuerdings in sog. Leitlinien niedergelegt sind und sich zu Lehrmeinungen entwickelt haben. Zunehmend erfolgt dabei eine Orientierung an medizinischen Leitlinien, die auf der Basis der evidenzbasierten Medizin verfasst werden. Solche Leitlinien sind hilfreich, aber es lässt sich aus ihnen nicht immer eine Handlungsanweisung für den Einzelfall ableiten. Außerdem ist im juristischen Schrifttum keineswegs ausgemacht, inwieweit eine Verletzung von Vorgaben aus Leitlinien zu einer haftungsbegründenden Abweichung von Standards führt. Umgekehrt ist auch nicht statthaft, zu behaupten, es gäbe zu einer bestimmten Frage keine verbindlichen Standards, weil keine entsprechenden Leitlinien existieren.

Die Begutachtung durch einen ärztlichen Sachverständigen erfordert eine Kenntnis der fachbezogenen medizinischen Literatur einschließlich der Leitlinien. Dies muss aber mit einer ärztlichen Erfahrung verbunden sein. Dabei sind die Grenzen für einen gültigen Standard nicht zu eng zu ziehen, und es müssen sowohl die Therapiefreiheit als auch unterschiedliche Lehrmeinungen zu dem jeweiligen Behandlungszeitpunkt berücksichtigt werden.

---

[13] MedR 2003, 711

4.3 Unterschiedliche Ursachen für Behandlungsfehler

Die Ursachen von Behandlungsfehlern sind vielschichtig und zahlreich. Neben allgemein menschlichen Unzulänglichkeiten rücken zunehmend die äußeren Bedingungen in den Blickpunkt, die das Risiko von Behandlungsfehlern erhöhen. Als Faktoren werden zum Beispiel angegeben:

1. mangelnde „Fehlerkultur": Tabuisierung von Behandlungsfehlern, die als individuelles Versagen gebrandmarkt werden, statt sie zu analysieren und über Ursachen und Vermeidungsstrategien zu sprechen,
2. Verwechslungen auf verschiedenen Ebenen – bei Medikamenten mit ähnlichem Namen und/oder ähnlicher Verpackung, Rechts-links-Verwechslungen, Verwechseln von Patienten,
3. Kommunikationsfehler zwischen den Behandelnden,
4. übermäßige Arbeitsbelastung,
5. Unklarheit über die Verantwortlichkeiten.

Das Bemühen um eine zunehmende Patientensicherheit wurde durch die im Patientenrechtegesetz vorgenommenen Änderungen weiter gestärkt.

Im Folgenden sollen einige Bespiele für Behandlungsfehler aus ganz unterschiedlichen Ursachen geschildert werden.

> **Behandlungsfehler können durch unterschiedliche Bedingungen entstehen (s. folgende Fallbeispiele):**
> – **durch eine Summe kleiner Fehler,**
> – **durch vorzeitigen Abbruch der Diagnostik,**
> – **durch unvollständige therapeutische Information,**
> – **durch fehlende oder fehlerhafte Indikation,**
> – **durch Organisationsverschulden.**

4.3.1 Behandlungsfehler als Summe von Fehlern, die für sich betrachtet noch als Diagnoseirrtümer betrachtet werden könnten

Nicht selten entsteht ein Behandlungsfehler aus einer Serie kleiner Fehler oder Versäumnisse, die in ihrer Gesamtheit zu einem klaren Verstoß gegen medizinische Standards führen.

Der 55-jährige Patient mit einer langjährigen Diabetesanamnese wurde mit deutlichen Entzündungszeichen und einem erheblich beeinträchtigten Allgemeinzustand in einer internistischen Klinik aufgenommen. Im Aufnahmebefund wurde ein kleiner Wunddefekt, ein Dekubitus, am Fuß beschrieben, und es wurden Wundabstriche entnommen. Der Diabetes war nicht gut, aber noch ausreichend mit Insulin eingestellt. Zusätzlich bestanden uncharakteristische Bauchbeschwerden, weshalb der Patient unter der Verdachtsdiagnose eines Darmverschlusses in eine chirurgische Klinik verlegt wurde. In dieser Klinik wurde das Krankheitsbild als eine bakterielle Sepsis diagnostiziert. Am Fuß bestanden erhebliche Entzündungszeichen, und in einer Röntgendarstellung fand sich eine Gelenksvereiterung. Es wurde die Indikation für eine notfallmäßige Unterschenkelamputation gestellt, die noch am Aufnahmetag durchgeführt wurde. Glücklicherweise kam es zu einer Primärheilung des Stumpfes, und der Patient konnte zur prothetischen Versorgung in eine tagesgeriatrische Klinik weiterverlegt werden[14].

Schon bei der Aufnahme des Patienten wurde der Wunddefekt nicht richtig gedeutet. Dies könnte, für sich betrachtet, noch als Diagnoseirrtum und damit nicht als Behandlungsfehler gewertet werden. Der Irrtum führte dazu, dass die hier dringend erforderliche lokale Wundbehandlung und eine straffe Einstellung des Diabetes unterblieben. Fehlerhaft war es weiterhin, bei den hohen Entzündungswerten und dem schlechten Allgemeinzustand nicht an die Möglichkeit einer Sepsis zu denken. Dadurch unterblieb die erforderliche hochdosierte spezifische Antibiotikatherapie. Hinzu kam die Fehldeutung der Bauchbeschwerden als ein chirurgisches Problem, wodurch die richtige Diagnose erst mit einer Verzögerung von zwei Tagen gestellt werden konnte.

Die Gutachterkommission kam zu der Überzeugung, dass die Summe dieser Irrtümer und kleineren Fehler insgesamt zu einem haftungsbegründenden Behandlungsfehler führen.

4.3.2 Behandlungsfehler durch vorzeitigen Abbruch der Diagnostik

Der 27-jährige Patient litt unter dem genetisch bedingten Johanson-Blizzard-Syndrom: Störungen der Pankreasfunktion, Diabetes mellitus, andere hormonelle Störungen, Kleinwuchs, verschiedene Missbildungen, Minderbegabung. Er gab mehrfach beim Hausarzt Oberbauchbeschwerden an und wurde deshalb in eine Klinik eingewiesen. Bei einer Gastroskopie wurden Erosionen (oberflächliche Entzündungen der Schleimhaut), aber kein Tumor gefunden. In Biopsien aus dem Magen fand sich eine sog. intestinale Dysplasie, die Anlass für eine Behandlung mit PPI (Säureblocker, Protonenpumpenhemmer) war. Weitere Untersuchungen bei anhaltenden Beschwerden wurden von Seiten der Klinik angeblich abgelehnt.

Einen Monat später wurde wegen erheblicher Gewichtsabnahme und Erbrechen in einer anderen Klinik erneut gastroskopiert. Jetzt fand sich ein ausgedehntes Magenkarzinom mit peritonealer Metastasierung (Tochtergeschwülste im Bauchraum). Nach Palliativbehandlung ist der Patient zwei Monate später verstorben[15].

Das Magenkarzinom war bei der ersten Gastoskopie tatsächlich nicht zu sehen. Ein Behandlungsfehler ergibt sich aber daraus, dass man sich auf die Therapie mit PPI beschränkte, die bei diesem Krankheitsbild ohnehin nicht sinnvoll ist. Bedauerlicher-

---

14 GaK-ÄkNo 2015/0140
15 Gak-ÄkNo 2014/1577

weise wurde trotz der anhaltenden Beschwerden keine weitere Diagnostik (Sonographie, Computertomographie) durchgeführt. Dies wurde von der Gutachterkommission als Behandlungsfehler eingestuft. Dabei spielt es keine Rolle, dass eine Heilung sicher nicht mehr möglich gewesen wäre. Die vermeidbare Verzögerung in der Palliativbehandlung stellt aber einen Schaden dar.

4.3.3 Behandlungsfehler durch unvollständige Aufklärung

Ein ärztlicher Behandlungsfehler kann sich auch aus einer fehlenden oder unrichtigen sowie unverständlichen oder unvollständigen Sicherungsaufklärung (therapeutischen Aufklärung) des Patienten über das eigene Verhalten in der Therapie darstellen. Beispiele hierzu finden sich im Kapitel über Aufklärung und Einwilligung.

4.3.4 Behandlungsfehler durch fehlende Indikation

Der 52-jährige stark übergewichtige Patient stellte sich wegen Belastungsschmerzen im Kniegelenk bei einem Arzt für Chirurgie vor. Ein Röntgenbefund, bei dem sich beginnende Veränderungen im Sinne einer Arthrose (Gelenkentzündung) gezeigt haben sollen, war nicht mehr auffindbar, und ein genauer klinischer Befund lag nicht vor. Nach dreitägiger Schmerztherapie mit Diclofenac empfahl der Arzt eine Kniegelenksarthroskopie (Gelenkspiegelung). Nach dem Eingriff nahmen die Beschwerden zu, und bei einer operativen Revision fand sich eine Staphylokokkeninfektion. Es traten verschiedene weitere Komplikationen auf, die mehrfache Krankenhausaufenthalte erforderlich machten und schließlich zur Notwendigkeit einer Kniegelenksendoprothese (künstliches Kniegelenk) führten[16].

Der Gutachter vermutete technisch operative Fehler bei dem Eingriff, die allerdings schwer zu beweisen sind. Ein Behandlungsfehler ergibt sich aber nach einhelliger Meinung aller mit dem Fall befasster Mitglieder der Kommission allein aus der Tatsache, dass ohne eine sorgfältige klinische Befunderhebung und nach nur dreitägiger Schmerztherapie und ohne den Versuch physikalisch-therapeutischer Maßnahmen eine Arthroskopie nicht indiziert war. Ein Eingriff ohne gesicherte Indikation ist behandlungsfehlerhaft.

4.3.5 Behandlungsfehler durch Organisationsverschulden

Bei der zivilrechtlichen Haftung kommt es nicht auf eine persönliche Schuld eines Arztes an. In vielen Fällen haftet auch nicht ein einzelner Arzt. So wird bei Haftungsfragen auch geprüft, ob der Sorgfaltsmaßstab im gesamten geltenden System der

---

16 Gak-ÄkNo 2014/0858

Krankenversorgung eingehalten wurde. Wenn das nicht der Fall ist, kann die Klinik insgesamt in Haftung genommen werden.

Im Zusammenhang mit dem folgenden Fall wurde ein mögliches Organisationsverschulden durch den Bundesgerichtshof untersucht und mit Urteil vom 31.10.2013 abschließend geklärt[17].

Der Kläger war wegen einer schizophrenen Psychose mit wahnhaften Gedanken in einer geschlossenen psychiatrischen Klinik untergebracht. Dort öffnete er im Patientenzimmer unter Beschädigung des Fensterrahmens gewaltsam ein Fenster und sprang unvermittelt in suizidaler Absicht aus dem vierten Stock in die Tiefe. Dabei erlitt er schwere Extremitäten- und Wirbelsäulenverletzungen sowie eine diffuse Hirnkontusion (schwere Gehirnerschütterung).

Der Kläger ist der Auffassung, dass die Klinik das Fenster hätte so ausstatten müssen, dass es von ihm nicht habe geöffnet werden können. Da eine solche Mindestanforderung an eine geschlossene Station für Psychiatrie nicht erbracht worden sei, habe die Klinik zu haften. Der BGH kam jedoch zu der Auffassung, dass ein Suizid während eines Aufenthaltes in einer psychiatrischen Klinik niemals mit absoluter Sicherheit vermieden werden könne. Das Sicherheitsgebot müsse gegen eine Therapiegefährdung durch allzu strikte Verwahrung abgewogen werden. Die mit einem Sicherungsknauf geschützten Fenster seien in einem mangelfreien Zustand gewesen. Eine Verpflichtung, auch ein gewaltsames Öffnen der Fenster sicher auszuschließen, bestehe nicht, so dass die Klinik kein Verschulden treffe.

Auch der folgende Fall berührt Organisationspflichten einer Klinik.

Der Patient wurde mit einer Halbseitenlähmung nach Schlaganfall in eine Klinik aufgenommen. Schon eine dreiviertel Stunde nach Einlieferung war der Patient aus dem nicht mit Gittern gesicherten Bett gestürzt und erlitt erhebliche Verletzungen. Er machte die Klinik dafür verantwortlich, nicht im Einzelnen abgeklärt zu haben, ob in besonderer Weise eine Sturzgefährdung vorgelegen habe[18].

Das Oberlandesgericht Köln hat mit einem Hinweisbeschluss vom 18.11.20013 hierzu Stellung genommen. Es hat ausgeführt, dass die Sicherung eines Schlaganfallpatienten vor einem Sturz zu den Hauptpflichten des Behandlungsvertrages gehöre und dass ihre Verletzung sich deshalb danach bestimme, ob der fachliche Standard unterschritten worden sei. Grundsätzlich sei zu bedenken, dass das freiheitseinschränkende Anbringen eines Bettgitters eine Einwilligung des Patienten voraussetzt und dass Bettgitter ihrerseits mit Risiken behaftet sind. Zur Beurteilung standardgerechter Sicherungsmaßnahmen im Einzelfall reiche die Einschätzung des behandelnden Neurologen aus. Es bestanden keine Zweifel an dessen Kompetenz für eine korrekte Risikoeinschätzung. Die Einholung eines speziellen Pflegegutachtens, wie vom Kläger gefordert, sei nicht erforderlich.

---

17 OLG Naumburg, III ZR 388/12; MedR 2015/33, 262
18 LG Aachen, 5 U 77/13; MedR 2015/33, 271

Immer wieder wird von Ärzten entschuldigend angeführt, dass beschränkte Ressourcen im Gesundheitswesen die Wahrscheinlichkeit von Behandlungsfehlern erhöhen. In der Rechtsprechung wird hierauf aber keine Rücksicht genommen. Für die kommenden Jahre ist in deutschen Krankenhäusern ein deutlich weiter zunehmender Ärztemangel abzusehen, vor allem ein Mangel an Fachärzten. Angesichts des häufig unvermeidbaren Stellenabbaus im ärztlichen Dienst wird daher von Krankenhausträgern versucht, ärztliche Aufgaben auf andere Berufsgruppen zu delegieren. Die Frage, inwieweit die Übertragung ärztlicher Aufgaben, z. B. das Anlegen einer intravenösen Infusion, rechtlich zulässig ist, ist bisher nicht abschließend geklärt. Einfache und nur mit geringem Risiko verbundene Injektionen dürfen aber einem ausgebildeten Pflegepersonal übertragen werden. Wie auch immer die Diskussion um eine Delegation ärztlicher Aufgaben ausgehen wird, ein Personalmangel in der Klinik kann in keinem Fall als Entlastungsgrund für eine ärztliche Haftung bei Behandlungsfehlern angeführt werden. Ähnliches gilt für die Ausstattung mit medizinischen Gerätschaften. Der Patient kann zwar nicht grundsätzlich die besten Behandlungsbedingungen und die neuesten Geräte erwarten, er kann aber davon ausgehen, dass der Gerätepark ausreicht, um eine standardmäßige Versorgung ohne Probleme durchzuführen. Wenn der Standard unterschritten wird, kann dies zum Vorwurf eines Organisationsverschuldens der Klinik führen. Im Konfliktfall muss der Krankenhausträger Einsatz- und Gerätepläne vorlegen können. Es stellt eine gemeinsame Aufgabe von Krankenhausträger und Chefarzt dar, dafür zu sorgen, dass eine hinreichende Geräteausstattung vorgehalten wird und dass die Mitarbeiter im ärztlichen Dienst und das Pflegepersonal über die erforderlichen fachlichen Qualifikationen verfügen.

Wenn die erforderliche apparative oder personelle Ausstattung unterschritten wird, kann es zu einem Organisationsverschulden mit Haftungsansprüchen an die Klinik kommen.

Zur Organisationsverantwortung des Krankenhausträgers gehört auch die Überprüfung, ob der Chefarzt seine Organisationsaufgaben wahrnimmt. Der Chefarzt einerseits hat Assistenzärzte zu überwachen und Kontrollen der Klinikabläufe vorzunehmen. Dies gilt insbesondere, wenn wenig erfahrene Assistenzärzte beschäftigt sind. Der Chefarzt hat darauf zu achten, dass Nicht-Fachärzte in ausreichender Weise durch Fachärzte angeleitet oder überwacht werden, um damit den gesetzlich geforderten Facharztstandard zu sichern. Wenn wichtige Bereiche der Klinik ausschließlich mit Nicht-Fachärzten besetzt sind und keine regelmäßige fachärztliche Betreuung erfolgt, kann sich auch hieraus ein Organisationsverschulden ergeben. Ein anderes Risiko für ein Organisationsverschulden liegt in der mangelnden Vorhaltung von Medikamenten. Ein Krankenhaus kann sich nicht auf den hohen Preis eines Medikamentes und die damit verbundene Unwirtschaftlichkeit der Vorratshaltung berufen, wenn es ihm möglich gewesen wäre, das Medikament rechtzeitig zu beschaffen.

Zur Organisationsverantwortung von Ärzten und Krankenhausträgern gehört die Einhaltung von Hygienestandards. Wenn durch eine Unterschreitung üblicher

Hygienestandards bei einem Patienten eine Infektion auftritt, kann dies, auch wenn keinem Arzt ein persönliches Verschulden anzulasten ist, über das Organisationsverschulden zu berechtigten Haftungsansprüchen führen. In solchen Fällen ist aber der ursächliche Zusammenhang meist sehr schwer zu erbringen, wie im Kapitel 6 über die Kausalität ausgeführt wird.

Als medizinischer Schaden oder Gesundheitsschaden wird ein Nachteil bezeichnet, der als unmittelbare oder mittelbare Folge einer medizinischen Maßnahme im weitesten Sinne entstanden ist. Er kann in einer Einbuße von Lebensdauer oder Lebensqualität infolge Verletzung des Körpers oder Einschränkung der Gesundheit entstehen. Dies schließt auch die sich aus dem Gesundheitsschäden ergebenden Vermögensschäden ein.

> **Ein medizinischer Schaden besteht in einer Einbuße von Lebensdauer oder Lebensqualität infolge Verletzung des Körpers oder Einschränkung der Gesundheit. Dies schließt auch Vermögensschäden ein, die durch den Gesundheitsschaden entstanden sind.**

Ein Behandlungsfehler selbst führt nicht zu einer Haftung des Arztes, wenn durch den Fehler nicht ein Gesundheitsschaden entstanden ist. Der Arzt haftet nicht für den Fehler, sondern nur für den ursächlich durch den Fehler entstandenen Schaden. Selbst ein grober Behandlungsfehler, bei dem ja die Anforderungen an die Kausalität zu einem möglichen Schaden gering sind, führt nicht von sich aus zu einer Haftung. Nur wenn der Fehler grundsätzlich geeignet ist, einen Schaden der tatsächlich eingetretenen Art herbeizuführen, und wenn deshalb von einem ursächlich verursachten Schaden auszugehen ist, tritt eine Haftung ein.

Nicht immer, wenn im Zusammenhang mit einem Behandlungsfehler medizinische Folgen entstehen, liegt ein solcher Schaden vor. Es kann z. B. auch bei eindeutigen Behandlungsfehlern und bestehenden Gesundheitsstörungen kein Haftungsfall eintreten, wenn die Gesundheitsstörungen ohne den Fehler in ähnlicher Weise aufgetreten wären. Hierzu das folgende Fallbeispiel:

Der 61-jährige Patient mit Vorerkrankungen wie Diabetes mellitus, arterieller Hypertonie (Bluthochdruck), Herzinsuffizienz und adipositas-bedingter Hypoventilation (Atmungsstörung) wurde wegen eines akut aufgetretenen Schwindels mit dem Notarztwagen in eine Klinik für Innere Medizin eingeliefert. Eine HNO-ärztliche Untersuchung führte zu der beschreibenden Diagnose eines zentralen Schwindels unklarer Genese. In den folgenden Tagen, in denen neben Bettruhe und symptomatischer Behandlung der Vorerkrankungen keine spezielle Therapie erfolgte, kam es zu einer Zunahme des Schwindels und zu weiteren Symptomen wie Nackenschmerzen und Gleichgewichtsstörungen. Erst als der Patient wegen eines zunehmenden Drehschwindels nicht mehr aufstehen konnte, wurde eine Computertomographie des Kopfes vorgenommen, bei der sich der Verdacht auf einen Kleinhirninfarkt ergab[19].

---

19 GaK-ÄkNo 2014/0741

Die Sachverständigen der Gutachterkommission kamen zu dem Ergebnis, dass wegen der geschilderten Beschwerden schon bald nach der stationären Aufnahme eine CT-Untersuchung hätte durchgeführt werden müssen. Die um mindestens vier Tage verzögerte Diagnosestellung war behandlungsfehlerhaft und hatte zur Folge, dass der Patient erst verspätet in eine Fachklinik verlegt wurde.

Da aber auch in der neurologischen Klinik nach Sicherung der korrekten Diagnose mittels MRT lediglich eine Behandlung mit Physiotherapie und Logopädie erfolgte, und ebenso im Akutstadium keine anderen Therapieoptionen bestanden hatten, muss davon ausgegangen werden, dass der Krankheitsverlauf auch bei einer früheren Diagnosestellung nicht anders gewesen wäre. Der Behandlungsfehler hat somit nicht zu einem Schaden geführt.

Auch bei dem im vorigen Kapitel geschilderten Fall, bei dem eine Wunde am Fuß bei einem Diabetiker nicht ernst genommen und eine Sepsis nicht diagnostiziert wurde und bei dem schließlich wegen einer Gelenkvereiterung eine Unterschenkelamputation vorgenommen wurde, lässt sich trotz des eindeutigen Behandlungsfehlers ein Schaden nicht sicher ausmachen[20], denn die Gutachterkommission war zu der Überzeugung gelangt, dass auch bei einer um zwei Tage früher eingesetzten lokalen Behandlung mit hochdosierter Antibiotikagabe der sehr weit fortgeschrittene Entzündungsprozess im Fuß nicht mehr hätte zur Ausheilung gebracht werden können. Mit großer Wahrscheinlichkeit wäre die Amputation nicht vermeidbar gewesen. Insofern wäre es auch bei einer früheren Befundsicherung zur Amputation gekommen, so dass ein durch den Behandlungsfehler entstandener medizinischer Schaden nicht angenommen werden kann.

5.2 Schadensausgleich

Da sich ein medizinischer Schaden nicht rückgängig machen lässt, muss ein Schadensausgleich durch eine finanzielle Kompensation erfolgen. Manche Schadensfolgen haben unmittelbare finanzielle Auswirkungen, die als Grundlage für den Ausgleich dienen können. Viel häufiger liegen aber Schäden vor, bei denen eine finanzielle Kompensation nur eine Ersatzleistung darstellt. Dies wird, auch wenn es sich nicht um körperliche Schmerzen handelt, unter dem Begriff Schmerzensgeld zusammengefasst.

Da ein medizinischer Schaden nicht rückgängig gemacht werden kann, erfolgt ein Schadensausgleich über eine finanzielle Kompensation in Form eines Schmerzensgeldes.

---

20 GaK-ÄkNO 2015/0140

Bei der Festlegung eines Schmerzensgeldes werden verschiedene Kriterien herangezogen: Dauer und Schwere körperlicher Schmerzen, Ausmaß einer psychischen Beeinträchtigung, Art und Umfang einer Verletzung, Dauer des durch den Schaden erforderlich gewordenen Krankenhausaufenthaltes oder einer Rehabilitation, Dauer einer Arbeitsunfähigkeit, Beeinträchtigung durch einen Dauerschaden.

Da die Gewährung eines Schmerzensgeldes nicht mit einer Sanktion des Arztes verwechselt werden soll und nicht als „Genugtuung" gedacht ist, soll bei Zuordnung des Schmerzensgeldes das Ausmaß des Verschuldens des Arztes keine Rolle spielen. Auch bei Fehlern, die als grob oder gar als „verwerflich" bezeichnet werden könnten, wird das Schmerzensgeld ausschließlich auf der Basis der dem Patienten zuzuordnenden Kriterien bemessen.

Die Kriterien, nach denen das Schmerzensgeld bemessen wird, sind „weich". Es gibt hierfür keine allgemein gültigen Vorgaben etwa ähnlich der „Gliedertaxe" bei Unfallversicherungen [7]. Wenn sich der geschädigte Patient und die Haftpflichtversicherung des Arztes nicht über die Höhe eines Schmerzensgeldes einigen können, muss diese Frage gerichtlich beantwortet werden. Dabei lässt sich schwer voraussagen, wie die Höhe tatsächlich aussehen wird, denn die Richter haben einen breiten Ermessensspielraum.

Generell fallen die vom Gericht festgesetzten Schmerzensgelder in Deutschland vergleichsweise gering aus, was bei den Betroffenen häufig zu Enttäuschungen führt. Die Prämien für die Haftpflichtversicherung der Ärzte sind vor allem wegen seltener, aber sehr teurer Großschäden so hoch. Es kann bei einem Geburtsschaden mit einer dauerhaften schweren Behinderung schnell ein Schaden in Millionenhöhe entstehen.

Neben dem Schmerzensgeld können durch den Gesundheitsschaden Kosten entstehen, die von dem Arzt bzw. seiner Haftpflichtversicherung zu tragen sind: Kosten für zusätzliche Heilbehandlungen, Fahrtkosten zum Arzt, Kosten für aufwendige Sondernahrungen, Kosten für Arbeitsunfähigkeitszeiten, Umschulungen, Ausgleich für dauerhafte Gehaltseinbußen, Kosten für Haushaltsführungen, Pflegekosten. Gelegentlich werden sehr spezielle Kosten geltend zu machen sein, wie für den Umbau eines PKW zur behindertengerechten Nutzung, den behindertengerechten Umbau der Wohnung bis zum Einbau eines Fahrstuhls.

In vielen Fällen entstehen Schäden, die zu vermehrten Leistungen der privaten oder der gesetzlichen Krankenversicherungen oder der Pflegeversicherung führen. In solchen Fällen kann der Anspruch auf Kostenersatz auf die Träger der Sozialversicherungen oder die Versicherungsgesellschaft übergehen, die einen gesetzlichen Anspruch auf einen Regress haben[21].

---

21 § 116 Abs. 1 SGB X

6 Kausalität

Auch bei einem nachgewiesenen Behandlungsfehler und einem eindeutigen medizinischen oder wirtschaftlichen Schaden kommt es nur dann zu einer Haftung des Arztes, wenn eine ursächliche Beziehung zwischen Fehler und Schaden besteht. Es reicht nicht, dass der Schaden plausibel durch den Behandlungsfehler entstanden sein könnte. Auch ein enger zeitlicher Zusammenhang ist nicht mit einem kausalen, ursächlichen Zusammenhang zu verwechseln.

Die Feststellung, ob eine Kausalität zwischen Behandlungsfehler und Schaden gegeben ist, gehört zu den schwierigsten Aufgaben von medizinischen Sachverständigen. Wenn sie an ihr gelegentlich scheitern, muss dies nicht bedeuten, dass sie ihr nicht gewachsen sind, denn in vielen Fällen ist eine klare Feststellung über die Kausalität objektiv gar nicht möglich. In den meisten Fällen kann lediglich eine mehr oder weniger hohe Wahrscheinlichkeit für einen solchen Zusammenhang genannt werden, eine sichere Bejahung oder eine sichere Verneinung ist eher selten möglich. Die Kausalitätsfrage bleibt dann ungeklärt, juristisch gesprochen beweislos. In solchen Fällen stellt sich die Frage, wer den Nachteil der Beweislosigkeit zu tragen hat.

> **Auch bei nachgewiesenem Behandlungsfehler und einem eindeutigen medizinischen Schaden kommt es nur dann zu einer Haftung des Arztes, wenn ein ursächlicher Zusammenhang zwischen Fehler und Schaden mit praktischer Gewissheit angenommen werden kann.**

6.1 Die „Beweislast"

Die Frage der „Beweislast" spielt in Verfahren über Behandlungsfehler regelmäßig eine große Rolle. Grundsätzlich gilt, dass der Anspruchsberechtigte, meist der Patient, nachweisen muss, dass ein ursächlicher Zusammenhang gegeben ist. Auch das Patientenrechtegesetz vom 26. Februar 2013 geht von dem Grundsatz aus, dass die Beweislast beim Patienten liegt, dass dieser also einen Behandlungsfehler nachweisen muss[22]. Eine „Umkehr der Beweislast" tritt nur bei groben Behandlungsfehlern und bei einigen weiteren Sondersituationen ein. Dies wird im folgenden Kapitel zu „Beweiserleichterungen" ausführlich dargestellt.

Diese Beweisführung nimmt nicht der Patient selbst vor, sondern ein medizinischer Sachverständiger. Sowohl in Verfahren einer Gutachterkommission oder des Medizinischen Dienstes von Versicherungen als auch vor einem Zivilgericht muss ein Sachverständiger, nachdem er ggf. einen Behandlungsfehler festgestellt hat, auch zu der Frage Stellung nehmen, ob ein medizinischer Schaden entstanden ist und ob ein

---

22 § 630h BGB

möglicher Schaden ursächlich mit dem Behandlungsfehler in Zusammenhang steht. Da, wie erwähnt, eine solche Zusammenhangsfrage selten mit absoluter Sicherheit beantwortet werden kann, muss der Gutachter von Wahrscheinlichkeiten ausgehen. Um von einem kausalen Zusammenhang ausgehen zu können, muss die Wahrscheinlichkeit sehr hoch sein. Es wird zwar keine mathematisch-naturwissen-schaftliche Gewissheit verlangt und auch keine „an Sicherheit grenzende Wahrscheinlichkeit", wie sie im Strafrecht zu Grunde gelegt wird, aber doch ein „brauchbarer Grad von Gewissheit, der Zweifeln Schweigen gebietet", ohne sie völlig auszuschließen, also eine „praktische Gewissheit".[23] Von diesem Grundsatz müssen also die medizinischen Sachverständigen ausgehen, die die Frage nach einem Behandlungsfehler und dessen Folgen zu begutachten haben.

Wenn also ein kausaler Zusammenhang zwischen Behandlungsfehler und Schaden nicht mit einer praktischen Gewissheit zu erbringen ist, scheidet eine Haftung des Arztes aus. Dies führt auf Seiten des Patienten nicht selten zu Unverständnis. An dieser in der Praxis bewährten Regel wurde aber festgehalten.

> **Außer bei groben Behandlungsfehlern und einigen anderen besonderen Situationen muss der Patient (Beschwerdeführer, Kläger) den ursächlichen Zusammenhang mit „praktischer Gewissheit" beweisen.**

Im folgenden Fall wurde von Seiten des Patienten und seines Anwalts ein Schaden angenommen, weil die Gesundheitsstörung in einem zeitlichen Zusammenhang mit einer medizinischen Maßnahme aufgetreten war.

Bei dem 54-jährigen Patienten mit einem sehr unklaren Krankheitsbild erfolgte eine breite, vorwiegend kardiologisch orientierte Diagnostik. Dabei wurde u. a. auch ein Belastungs-EKG mit maximaler Ausbelastung durchgeführt. Wenige Stunden nach dieser Belastung traten bei dem Patienten Sehstörungen auf, als deren Ursache sich eine Netzhautablösung herausstellte. Der Patient wurde unverzüglich in eine Augenklinik überwiesen[24].

Die Gutachterkommission hat in ihrem Bescheid festgestellt, dass der zeitliche Zusammenhang nicht ausreicht, um auf einen kausalen Zusammenhang zwischen dem Stress des Belastungs-EKG und der Retinaablösung zu schließen. In der Fachliteratur wurden keine Hinweise gefunden, die erkennen lassen könnten, dass ein solcher Zusammenhang zu vermuten sei.

> **Ein zeitlicher Zusammenhang zwischen der Durchführung einer medizinischen Maßnahme und dem Eintritt eines Gesundheitsschadens reicht in der Regel nicht aus, um einen ursächlichen Zusammenhang anzunehmen.**

---

23 BGH NJW 1994, 801
24 ÄkNo 2015/0029

Bei der 76-jährigen Patientin erfolgte nach einer orientierenden Anfangsuntersuchung in der Notaufnahme nur eine mangelhafte Überwachung, obwohl Laborbefunde vorlagen, die auf ein erhöhtes
Risiko hinwiesen. Dies wurde von der Gutachterkommission als ein Behandlungsfehler eingestuft.
Noch während der Wartezeit in der Notaufnahme kam es zu Kammerflimmern, ausgelöst durch eine
später diagnostizierte sog. Tako-Tsubo-Kardiomyopathie (seltene Sonderform einer Herzmuskeler-
krankung). Nachdem der anwesende Ehemann Hilfe herbeigeholt hatte, konnte die Patientin erfolgreich reanimiert werden. Die Reanimation und die anschließende intensivmedizinische Behandlung
erfolgten nach allen Regeln der ärztlichen Kunst[25].

Nach Auffassung der Gutachterkommission kann nicht mit Wahrscheinlichkeit angenommen werden, dass bei einer besseren Überwachung, also ohne den Behandlungsfehler, das Kammerflimmern nicht eingetreten wäre. Der Gesundheitsschaden, Kammerflimmern und mehrtägige Behandlung auf der Intensivstation, war somit nicht
kausal auf den Behandlungsfehler zurückzuführen.

Ein Haftungsausschluss wegen nicht nachgewiesener Kausalität zu einem möglichen Schaden ergab sich auch in einem Urteil des Oberlandesgerichts Köln vom
6.8.2014, bei dem von einem Behandlungsfehler ausgegangen wird[26].

Der 54-jährige Patient mit der Anamnese eines Bluthochdrucks wurde mit Symptomen eines Schlag-
anfalles in eine Klinik aufgenommen. Wegen der nicht konstanten und nicht sehr typischen Symptome
erfolgte eine Verwechslung mit einem HWS-Syndrom, Beschwerden von Seiten der Halswirbelsäule.
Erst mit einer Verzögerung von drei Tagen wurde die Diagnose eines Hirninfarktes gestellt. Von dem
durchgemachten Schlaganfall sind für ein solches Ereignis typische Krankheitsfolgen zurückgeblieben.

Vom gerichtlichen Sachverständigen wurde die anfängliche Fehldiagnose als nicht
mehr vertretbar und damit behandlungsfehlerhaft eingestuft. Ein grober Behandlungsfehler im Sinne einer fundamentalen Verkennung eines eindeutigen Krank-
heitsbildes lag jedoch nicht vor, so dass die Beweislast auf Seiten des Patienten liegen
musste.

Da nicht zu klären war, ob die Folgen des Schlaganfalls durch die Behand-
lungsverzögerung eingetreten oder verstärkt worden sind oder ob sie auch ohne
die Verzögerung in gleicher Weise aufgetreten wären, konnte nicht mit praktischer
Gewissheit von einem durch den Behandlungsfehler verursachten Schaden ausgegangen werden. Der Patient, der hier die Beweislast für die Kausalität trägt, konnte
den ursächlichen Zusammenhang also nicht belegen. Damit schied eine Haftung des
Arztes aus. Wenn der Behandlungsfehler als grob bewertet worden wäre, läge bei glei-
chem Tatbestand eine andere Situation vor. Der Arzt hätte dann beweisen müssen,
dass es durch diesen Fehler nicht zu zusätzlichen Schäden gekommen ist. Da dies

---

25 ÄkNo 2014/0800.
26 5 U 119/11, VersR 2015, 493

ihm seinerseits auch nicht möglich ist, gälte die Kausalität als gegeben, und der Arzt müsste für den Schaden haften.

6.2 Der Kausalitätsbeweis bei Infektionen

Sehr häufig tritt die Frage auf, ob eine in einer Klinik entstandene Infektion als schicksalshafte Komplikation oder als Folge eines Behandlungsfehlers zu bewerten sei. Die Frage ist nicht immer leicht zu beantworten. Eine Infektion infolge der Grundkrankheit oder als Ausdruck einer nicht schuldhaft aufgetretenen Komplikation stellt keinen Behandlungsfehler dar. Eine Infektion kann aber natürlich auch Folge mangelnder Hygiene sein. Dies wäre dann ein Behandlungsfehler, entweder durch den behandelnden Arzt oder durch die Klinik insgesamt, also ein Organisationsfehler. Es ist sehr schwer, hier eine Abgrenzung vorzunehmen und im Einzelfall zu entscheiden, ob die Infektion Folge eines Behandlungsfehlers ist.

Als ein Indikator für einen Hygiene- und damit Behandlungsfehler wird in solchen Fällen der Hygieneplan der Klinik betrachtet, aus dem sich ggf. Hygienemängel ablesen lassen. Es gibt zwar keine Verpflichtung zur Herausgabe des Hygieneplans, aber bei einem behaupteten Hygienefehler kann die Herausgabe des Hygieneplans für die Klinik entlastend sein.

Bei dem 73-jährigen Patienten mit vielen Vorerkrankungen und Risikofaktoren wurde eine größere Gefäßoperation erforderlich. Der unter Antibiotikaschutz durchgeführte Eingriff verlief erfolgreich. Postoperativ traten nach wenigen Tagen Rötungen um die Operationswunde auf. Trotz eingeleiteter Antibiotikagabe entwickelte sich eine lokale Entzündung mit einem umschriebenen Abszess, die eine operative Wundrevision und eine mehrwöchige Wundbehandlung erforderlich machte. Komplizierend trat noch eine Lobärpneumonie (Lungenentzündung) hinzu, die zu einer vorübergehenden intensivmedizinischen Betreuung führte.

Der Sohn des Patienten hat Ansprüche wegen eines Behandlungsfehlers bzw. eines Organisationsverschuldens gestellt. Die Räumlichkeiten auf der Station seien durch laufende Umbauarbeiten verdreckt gewesen, und dies sei Ursache der Infektion.

Die Gutachterkommission kam jedoch zu der Erkenntnis, dass die Wundheilungsstörungen durch die vorbestehenden Krankheiten und Risikofaktoren wie Übergewicht, insulinpflichtiger Diabetes mellitus und Niereninsuffizienz begünstigt wurden. Die Wundrandnekrosen mit anschließender lokaler Infektion werden typischerweise nicht durch Hygienemängel bedingt. Die Verzögerung der Wundheilung ist in dieser Situation nicht ungewöhnlich. Darüber hinaus hat eine Durchsicht der Behandlungsunterlagen an keiner Stelle ein Abweichen vom üblichen Hygienestandard oder von Behandlungsregeln erkennen lassen. Auch die während der langen stationären Behandlungszeit aufgetretene Lungenentzündung ist nicht Folge eines Behandlungsfehlers.

Ein haftungsbegründender Behandlungsfehler lag in diesem Fall also nicht vor, denn allein die Vermutung eines Hygienemangels kann nicht Grundlage für eine Haftung sein.

Ganz ähnlich verhielt es sich in folgendem Fall:

Bei der 53-jährigen Patientin war es nach einer mehrtägig liegenden Venenverweilkanüle zu einer lokalen Reizung gekommen. Einige Tage nach Entfernung der Kanüle wurde eine Staphylokokken-Sepsis diagnostiziert, die mit erheblichen Komplikationen behaftet war. Aus dem Auftreten der Infektion wurde ein Behandlungsfehler durch Hygienemängel geltend gemacht. Die Klinik konnte jedoch belegen, dass dort Anweisungen des Zentralbereichs für Krankenhaushygiene vorliegen, die als allgemeine Hygienestandards in einem Hygieneordner hinterlegt sind und allen Mitarbeitern im Intranet unter „Dienstanweisungen" zur Verfügung stehen. Hier finden sich auch genaue Anweisungen für den Umgang mit peripheren Venenkathetern[27].

Da kein Anhalt dafür besteht, dass im konkreten Fall von den Richtlinien abgewichen wurde, greift der Vorwurf eines voll beherrschbaren Risikos nicht. Das Auftreten der Komplikation war somit als schicksalshaft zu betrachten und nicht als Folge eines Behandlungsfehlers anzusehen.

Selbst wenn während der Behandlungen ein behandlungsfehlerhafter Verstoß gegen Hygienevorschriften beobachtet werden kann, kann noch nicht unterstellt werden, dass dieser kausal für die aufgetretene Infektion ist. Die kausale Zuordnung des Schadens, hier der Infektion, zu dem Behandlungsfehler wird daher nur selten mit der notwendigen Wahrscheinlichkeit zu erbringen sein. Lediglich wenn es zu einer groben Verletzung von Hygienevorschriften gekommen ist oder wenn der Hygieneplan der Klinik schwere Lücken aufweist, könnte sich ein grober Behandlungsfehler mit der Folge von Beweiserleichterungen (s. Kapitel 7) ergeben.

Eine in einer Klinik erworbene Infektion stellt nur dann einen Behandlungsfehler dar, wenn gegen anerkannte Hygieneregeln verstoßen wurde. Zum Beweis eines möglichen Organisationsverschuldens könnte der Hygieneplan der Klinik angefordert werden. Die Vorlage eines ordnungsgemäßen Hygieneplans kann dann für die Klinik entlastend sein.

---

27 GaK-ÄkNo 2014/0629

Weil es dem Patienten häufig nicht zuzumuten ist, eine Kausalität zwischen Behandlungsfehler und eingetretenem Schaden mit praktischer Gewissheit zu belegen, treten bei bestimmten Fällen Beweiserleichterungen ein. Es kann dann zu einer Umkehr der Beweislast kommen, und der Arzt muss beweisen, dass eine Kausalität nicht besteht. Ein solcher Beweis wird aber recht selten zu erbringen sein, so dass Haftungsansprüche des Patienten viel leichter durchzusetzen sind.

Im Patientenrechtegesetz wird unter § 630h beschrieben[28], unter welchen Bedingungen sich die Beweislast zu Lasten des Arztes verschiebt. Neben der Realisierung eines voll beherrschbaren Risikos (Abs. 1), den Versäumnissen bei der Selbstbestimmungsaufklärung (Abs. 2), fehlender Dokumentation (Abs. 3) und mangelnder Befähigung des Behandlers (Anfängerfehler, Übernahmeverschulden) (Abs. 4) wird der „grobe" Behandlungsfehler (Abs. 5) genannt.

Weil die Haftung des Arztes in vielen Fällen ganz entscheidend von der Frage der Beweislast abhängt, spielen die in § 630h BGB genannten Aspekte eine extrem wichtige Rolle. Die Bedeutung der Aufklärung und der Dokumentation wird gesondert abgehandelt (Kapitel 9 und 10), weshalb die Absätze 2 und 3 hier zunächst unerwähnt bleiben.

7.1 Der grobe Behandlungsfehler

Das BGB definiert[29]:

> Ein Behandlungsfehler ist als grob zu bewerten, wenn der Arzt eindeutig gegen bewährte ärztliche Behandlungsregeln oder gesicherte medizinische Erkenntnisse verstoßen und einen Fehler begangen hat, der aus objektiver Sicht nicht mehr verständlich erscheint, weil er einem Arzt schlechterdings nicht unterlaufen darf.

Die Bewertung „aus objektiver Sicht nicht mehr verständlich" kann bei der rechtlichen Beurteilung Probleme aufwerfen. Der unbestimmte Rechtbegriff „grober Fehler" wird durch andere ebenfalls unbestimmte Rechtsbegriffe ersetzt. Es liegt auf der Hand, dass dies zu Interpretationsproblemen führt, die die Kompetenz eines ärztlichen Sachverständigen übersteigen können. Der grobe Fehler, also die schwere Verletzung der Sorgfaltspflicht, ist eine juristische Kategorie, auch wenn sie auf Tatsachengrundlagen beruhen muss, die der ärztliche Sachverständige darlegen muss.

---

28 § 630h Abs. 1–5 BGB
29 BGB § 823, ZPO § 286

So kam das BGH bei einer revisionsrechtlichen Überprüfung mit einem Urteil vom 25.10.2012[30] zu dem Schluss, dass für die Beurteilung eines Behandlungsfehlers als „grob" nicht auf die subjektive Vorwerfbarkeit abgestellt werden darf. Es handelt sich hierbei um eine juristische Bewertung, die dem Tatrichter und nicht dem Sachverständigen obliegt. Die Beurteilung als „grob" muss zwar in den Ausführungen des Sachverständigen ihre tatsächliche Grundlage finden, darf sich aber nicht auf die seltenen Fälle beschränken, in denen dieser das ärztliche Verhalten als nicht nachvollziehbar bezeichnet. In Zweifelsfällen muss der Tatrichter die Äußerungen des Sachverständigen kritisch hinterfragen. Er darf aber die Wertung des Sachverständigen, das eindeutig fehlerhafte Vorgehen des beklagten Arztes sei noch verständlich, nicht ohne weiteres übernehmen.

Die Beweislastumkehr knüpft daran an, dass die Aufklärung des Behandlungsgeschehens wegen des Gewichts des Behandlungsfehlers und seiner Bedeutung für die Behandlung in besonderer Weise erschwert worden ist, so dass man dem Patienten den Kausalbeweis nicht zumuten kann. Der Begriff „grob" bezieht sich nicht auf ein in der Person des Arztes liegendes grobes Fehlverhalten, etwa eine besondere „Verwerflichkeit" seines Handelns, sondern auf einen aus objektiver ärztlicher Sicht nicht mehr vertretbar erscheinenden Vorgang. An einem solchen Vorgang können häufig auch mehrere Personen beteiligt sein.

Im Patientenrechtegesetz heißt es zum groben Behandlungsfehler wörtlich[31]:

> Liegt ein grober Behandlungsfehler vor und ist dieser grundsätzlich geeignet, eine Verletzung des Lebens, des Körpers oder der Gesundheit der tatsächlich eingetretenen Art herbeizuführen, wird vermutet, dass der Behandlungsfehler für diese Verletzung ursächlich war.

Diese „Umkehr der Beweislast" bei groben Behandlungsfehlern ist ein Ausgleich für die verschlechterte Beweissituation des grundsätzlich beweisbelasteten Patienten. Sie ist nicht mit einer zusätzlichen Sanktion des Arztes oder der Ärzte bzw. einer Klinikorganisation zu verwechseln [5]. Der Schweregrad eines Fehlers darf auch nicht aus der Perspektive des Patienten und der Schwere des für ihn eingetretenen Schadens beurteilt werden.

Aus der Einstufung eines Behandlungsfehlers als „grob" lässt sich keine besondere „Verwerflichkeit" des zu Grunde liegenden ärztlichen Verhaltens ableiten. Auch eine besondere Stigmatisierung des Arztes ist hiermit nicht beabsichtigt. Die Veränderung der Beweislast wurde lediglich als Ausgleich dafür entwickelt, dass bei einem groben Fehler die Aufklärung der Ursachenzusammenhänge zwischen Fehler und Schaden häufig erschwert ist und dass es unbillig wäre, wenn der Patient deshalb in Beweisnot geraten würde[32].

---

[30] BGH, VI ZR 139/10
[31] § 630h BGB Abs. 5
[32] BGHZ 85, 212; BGH, NJW 2988,

Eine Definition für den Begriff grob findet sich im Patientenrechtegesetz aber nicht, so dass weiterhin von den Beschreibungen auszugehen ist, die in verschiedenen Urteilen anzutreffen sind. Nach der ständigen Rechtsprechung des BGH wird ein Fehler dann als grob bezeichnet, wenn der Arzt gegen bewährte ärztliche Behandlungsregeln oder gesicherte medizinische Erkenntnisse verstoßen und damit einen Fehler begangen hat, der aus objektiver medizinischer Sicht nicht mehr verständlich erscheint. Bezogen auf Diagnosefehler wird ein grober Diagnosefehler angenommen, wenn die Interpretation der Befunde „gänzlich unverständlich" ist, es sich also um einen fundamentalen Irrtum handelt[33].

Bei einem groben Behandlungsfehler, bei dem in nicht mehr verständlicher Weise gegen gesicherte medizinische Erkenntnisse verstoßen wurde, kommt es zu einer Umkehr der Beweislast. Der Arzt muss dann beweisen, dass der Schaden nicht durch den Behandlungsfehler entstanden ist.

Nicht selten wird ein Behandlungsfehler als grob bezeichnet, weil gleich gegen mehrere medizinische Erkenntnisse verstoßen wurde.

Bei der 71-jährigen Patientin mit deutlichem Untergewicht, Schmerzen und Verdrängungsgefühl im Oberbauch fand sich sonographisch ein Tumor im linken Leberlappen. Eine Punktion ergab, dass es sich um ein teilweise thrombosiertes Hämangiom (Gefäßgeschwulst) handelte, welches sich bereits ein Jahr zuvor bei einer CT-Untersuchung dargestellt hatte. Daraufhin wurde zur Ausschaltung des Hämangioms eine Embolisation (Verstopfung eines Gefäßes) der Leber durchgeführt. Nach dem Eingriff klagte die Patientin über heftige Bauchmerzen, und im Ultraschall wurde eine Läsion der Gallenblase festgestellt. Operativ zeigte sich eine eitrige Gallenblasenentzündung mit ausgeprägten Gewebsuntergängen[34].

In Plenum der Gutachterkommission wurden bei der Besprechung dieses Falles folgende Fehler benannt: Es bestehen erhebliche Zweifel an der Indikation für die Embolisation (künstlich herbeigeführter Gefäßverschluss), denn das Hämangiom bestand mit praktischer Gewissheit schon mehrere Jahre. Die Embolisation über die A. hepatika propria ist mit einem unnötig hohen Risiko, insbesondere bezüglich einer Gallenblasennekrose (Gewebsuntergang), verbunden. Die Schmerzangaben nach der Embolisation wurden zu lange als nur psychisch überlagert fehlgedeutet, bis die operative Entfernung der nekrotisierenden Gallenblase durchgeführt wurde. Die Fehler wurden in der Summe als ein grober Behandlungsfehler gewertet, so dass bezüglich der Krankheitsfolgen eine Umkehr der Beweislast eintritt und der behandelnde Arzt bzw. die Klinik zu haften haben.

Die Einstufung eines Behandlungsfehlers als grob bedeutet keineswegs, dass ihm eine besondere „Verwerflichkeit" anhaftet. Auch ein allein aus Vergesslichkeit oder

---

33 BGH NJW 202, 2636
34 GaK-ÄkNo 2014/0054

mangelnder Organisationsstruktur entstandener Fehler kann die Charakteristika eines groben Fehlers aufweisen, wie sich aus dem folgenden Fall ergibt.

Der 64-jährige Patient wurde von einem Arzt für Lungenheilkunde zur Durchführung einer Röntgenaufnahme der Thoraxorgane zu einer radiologischen Praxis überwiesen. Als Zufallsbefund wurde ein kleiner Rundherd entdeckt, und der Befund wurde dem zuweisenden Pneumologen übermittelt, der eine Kopie an die Hausärztin weiterleitete. Da der Patient einen verabredeten Kontrolltermin in der Lungenpraxis nicht wahrnahm, ist es unterblieben, die vom Radiologen vorgeschlagene Kontrolluntersuchung vorzunehmen. Der Patient ist zwei Jahre später an einem metastasierenden Bronchialkarzinom verstorben[35].

Der beschuldigte Lungenfacharzt hat angeführt, dass er davon ausgegangen sei, der Radiologe habe den Befund direkt mit dem Patienten besprochen. Unabhängig von der Frage, ob dies in ähnlichen Fällen üblich ist, bleibt die Feststellung, dass der Radiologie hierzu nicht verpflichtet und möglicherweise nicht einmal berechtigt ist. Auch die erfolgte Weiterleitung des Befundes an die Hausärztin konnte den zuweisenden Arzt nicht entlasten, denn er hatte dies nicht mit der Aufforderung verbunden, die weitere Abklärung zu veranlassen.

Die trotz entsprechender Empfehlung nicht erfolgte Abklärung eines ernsthaften Befundes musste als ein grober Behandlungsfehler gewertet werden. Der Lungenfacharzt haftet daher für den eingetretenen Schaden, da es ihm nicht gelingen kann, zu belegen, dass der Tod auch bei ordnungsgemäßer Abklärung und ggf. erfolgter Therapie eingetreten wäre.

Im Kapitel 3, Grundlagen der Arzthaftung, wurde im Zusammenhang mit der Haftung für Erfüllungsgehilfen der Fall geschildert, bei dem durch Unaufmerksamkeit einer Helferin ein wichtiger Befund dem Arzt nicht zur Kenntnis gelangte, so dass eine notwendige Tumorbehandlung unterblieb[36]. Da der Arzt grundsätzlich für die Fehler seiner Verrichtungsgehilfen haftet, musste bei der Beurteilung so vorgegangen werden, als ob der Arzt den Befund zur Kenntnis genommen hätte. In Kenntnis des Befundes nichts weiter zu unternehmen, war ein grober Behandlungsfehler. Der Arzt hat in diesem Fall für den erheblichen Schaden zu haften, da es ihm nicht möglich ist, den Beweis zu erbringen, dass die Amputation auch ohne das Versehen notwendig geworden wäre.

Die Einstufung als groben Behandlungsfehler ist verständlicherweise für den Arzt, der sich kein persönliches Verschulden vorwerfen muss, schwer zu ertragen. Er kann sich emotional nur dadurch schützen, dass er die objektiv entstandenen Probleme anerkennt und versucht, diese von seiner ansonsten sehr verantwortungsvollen ärztlichen Tätigkeit zu trennen.

Im Zusammenhang mit einem groben Behandlungsfehler findet sich die Formulierung, dass ein solcher Fehler einem Arzt „schlechterdings" nicht unterlaufen darf.

---

35 GaK-ÄkNo 2013/1118
36 GaK-ÄkNo, persönliche Mitteilung

Aus dieser Bezeichnung könnte abgeleitet werden, dass der Arzt nicht nur gegen den ärztlichen Standard verstoßen, sondern auch ein „schlechterdings unverständliches" Verhalten an den Tag gelegt hat. Damit wird in der Beurteilung die Ebene eines objektiven Verstoßes gegen bewährte ärztliche Regeln verlassen, und es werden Defizite in der Person des Arztes genannt und eine Wertebeurteilung vorgenommen.

Dies kann zu erheblichen Problemen führen, wenn sich ein Sachverständiger bei der Erläuterung seines Gutachtens zu dieser Frage im Beisein des betroffenen Arztes äußern muss. Häufig wird es ihm schwerfallen, über einen angesehenen Kollegen, der möglicherweise im Alltagsgeschehen vorübergehend abgelenkt war, ein solches negatives Werturteil zu fällen und sein Verhalten als „schlechterdings nicht mehr verständlich" zu bezeichnen. Der Medizinrechtler Thomas Doms[37] hat deshalb vorgeschlagen, Formulierungen zu wählen, die es ermöglichen, den Sachverhalt zu benennen, ohne einem Arzt die berufliche Ehre abzuschneiden. Die Wortwahl „schlechterdings" suggeriere die Vorstellung, dass es sich nicht nur um einen einmaligen Lapsus gehandelt habe, sondern dass der Fehler ein Ausdruck genereller Unfähigkeit des Arztes sei. Weil es für viele Menschen schwer ist, den schuld- und den sachrechtlichen Teil getrennt zu betrachten, besteht das Risiko, dass der einmalige Fehler und die dahinter stehende Person einheitlich gesehen werden.

Trotz der Beweislastumkehr kommt es nicht in allen Fällen eines groben Behandlungsfehlers automatisch zu Haftungsansprüchen gegen den Arzt. Wenn der Zusammenhang zwischen Fehler und Schaden äußerst unwahrscheinlich ist, greifen die Regeln der Beweislastumkehr nicht. Eine Beweiserleichterung gilt auch nur für die Realisierung des Risikos, das mit dem Behandlungsfehler in einem inneren Zusammenhang steht, nicht für andere Risiken. Schließlich kann auch ein mögliches eigenmächtiges Eingreifen des Patienten in den Krankheits- oder Heilungsverlauf, insbesondere durch Nichtbefolgung ärztlicher Empfehlungen, dazu führen, dass sich das Behandlungsgeschehen insgesamt nicht mehr hinreichend klären lässt, so dass die Kausalitätsfrage unbeantwortet bleiben muss.

7.2 Voll beherrschbare Risiken

Im § 630h BGB Abs. 1 heißt es wörtlich:

> Ein Fehler des Behandelnden wird vermutet, wenn sich ein allgemeines Behandlungsrisiko verwirklicht hat, das für den Behandelnden voll beherrschbar war und das zur Verletzung des Lebens, des Körpers oder der Gesundheit des Patienten geführt hat.

Im Unterschied zum Behandlungsfehler, bei dem die Kausalität von Fehler und Gesundheitsschaden eine wichtige Rolle spielt, erstreckt sich bei der Frage nach

---

37 NRW-aktuell, 46/2014, S. 14

einem voll beherrschbaren Risiko die Überlegung auf das Risiko bzw. das Verschulden selbst. Wenn sich eine bestimmte Gefahr im konkreten Fall realisiert hat und der Patient darlegen kann, dass der Schaden in dem Klinikbetrieb oder der Arztpraxis entstanden ist, muss sich die Behandlerseite vom Vorwurf einer schuldhaften Pflichtwidrigkeit entlasten. Dies gilt in Fällen, in denen die Realisierung der Gefahr durch Organisationsmaßnahmen oder technische Vorkehrungen hätte ausgeschlossen werden können.

Bei Realisierung eines voll beherrschbaren Risikos kommt es zu einer Haftung der Klinik, auch ohne dass ein Behandlungsfehler im konkreten Einzelfall bewiesen werden muss.

Ein typisches Beispiel für voll beherrschbare Risiken sind Lagerungsschäden. Durch eine fehlerhafte Lagerung auf dem Operationstisch kann es zu Lähmungen oder anderen Gesundheitsschäden kommen. Auch hier trägt die Klinik grundsätzlich die Beweislast. Sie muss belegen, dass alle Vorkehrungen getroffen wurden, um das Risiko solcher Schäden so gering wie möglich zu halten.

Häufig wird auch die Entstehung eines Dekubitus (Druckgeschwür) bei bettlägerigen Patienten als voll beherrschbares Risiko benannt. Aus dem Auftreten eines Dekubitus könnte dann auf einen Behandlungsfehler geschlossen werden, ohne dass im Einzelfall ein Behandlungsfehler zu belegen wäre. Wenn der Klinikträger nicht nachweisen kann, dass er die Standards zur Vorbeugung von Druckgeschwüren eingehalten hat, haftet er für den Schaden eines in der Klinik entstandenen Dekubitus. Zur Entlastung reicht es hier nicht aus, die hausinternen Richtlinien zur Dekubitusprophylaxe vorzulegen. Es sollte auch aus der Pflegedokumentation hervorgehen, dass die notwendigen Vorkehrungen im konkreten Fall getroffen wurden.

Die Ehefrau eines 78-jährigen Patienten mit einem ausgedehnten Tumorleiden beklagt, dass es durch pflegerische Versäumnisse zu einer Entwicklung eines Dekubitus (Druckgeschwür) gekommen sei. Dies hätte letztlich zum Tode ihres Ehemannes beigetragen, denn erst dadurch sei es zu dem desolaten Verfall gekommen[38].

Die Klinik konnte sich in diesem Fall dadurch entlasten, dass in den Behandlungsunterlagen regelmäßig die Lagerung zur Dekubitusprophylaxe mit zweistündlicher Dokumentation der durchgeführten Maßnahmen protokolliert wurde. Gutachterlich wurde konstatiert, dass bei zunehmender Bettlägerigkeit, insbesondere bei einer hochgradigen Hinfälligkeit durch Tumorerkrankung im Endzustand, Dekubiti nicht immer zu vermeiden seien, so dass ihr Auftreten nicht als Behandlungsfehler zu werten ist, wenn, wie hier geschehen, angemessene Vorsorgemaßnahmen erfolgt sind. Ohne einen solchen Nachweis hätte die Klinik für den Schaden haften müssen.

---

38 GaK-ÄkNo 2013/0940

Es ist nicht richtig, dass jeder auftretende Dekubitus ein grundsätzlich vermeidbares Risiko darstellt, denn auch bei optimaler Therapie sind Geschwüre an den aufliegenden Köperstellen nicht immer auszuschließen. Allerdings muss die Klinik belegen, dass alles Notwendige getan wurde, um eine solche Komplikation zu vermeiden.

Bei dem 84-jährigen Patienten lagen mehrere Faktoren vor, die das Risiko für Druckgeschwüre erhöhen: Kachexie (hochgradige Magersucht), Demenz, vollständige Pflegebedürftigkeit, sensomotorische Polyneuropathie (Unempfindlichkeit durch Nervenstörungen), Inkontinenz[39].

Die Klinik hat glaubhaft dargelegt, dass dort festgelegte Standards mit sehr aufwendiger Dekubitusprophylaxe gelten und dass kein Anlass besteht, an der Durchführung dieser Maßnahmen im konkreten Fall zu zweifeln. In der Pflegedokumentation fanden sich außerdem für jeden Tag gesonderte Dekubitus-Dokumentationen mit Beschreibungen des jeweiligen Zustandes. Täglich wurde ein- oder mehrfach notiert, dass der Patient gelagert wurde, und einmal wurde auch die Verwendung einer Dekubitus-Matratze erwähnt. Insgesamt konnte also von einer leitliniengerechten Pflege mit Dekubitusprophylaxe ausgegangen werden. Das Auftreten der Druckgeschwüre musste somit als schicksalsmäßige Komplikation der Grundkrankheiten aufgefasst werden.

Sehr selten wird eine nach einem Eingriff aufgetretene Komplikation als Behandlungsfehler gewertet, weil diese Komplikation bei einem ordnungsgemäß durchgeführten Eingriff nicht auftreten darf. Es entfällt dann die Notwendigkeit, einen Behandlungsfehler nachzuweisen. Im Folgenden wird ein solcher Fall geschildert.

Bei der 43-jährigen Patientin wurde wegen einer mit Medikamenten nicht ausreichend behandelbaren Refluxkrankheit (Rückfluss von Mageninhalt in die Speiseröhre) eine sog. Fundoplikatio durchgeführt, eine Operation am Mageneingang zur Verhinderung des Rückflusses. Dabei wurde eine operative Standardtechnik angewandt, und nach dem Operationsbericht ergaben sich keine Probleme. Insbesondere wurden die sog. Vagusnerven beiderseits dargestellt und sorgfältig geschont. Nach der Operation traten Beschwerden auf, die von mehreren Nachuntersuchern eindeutig als Folge einer Vagotomie, Durchtrennung der Vagusnerven, erkannt wurden, vor allem eine ausgeprägte Entleerungsstörung des Magens[40].

Der von der Gutachterkommission beauftragte Sachverständige hat zunächst einen Behandlungsfehler verneint, weil auch bei einem sorgfältig durchgeführten Eingriff eine Schädigung der Vagusnerven möglich sei, worauf die Patientin im Aufklärungsgespräch hingewiesen worden sei.

Nach Widerspruch der Antragstellerin hat sich die Gesamtkommission mit dem Fall befasst und kam zu einer anderen Einschätzung. Da sich während der Opera-

---

39 GaK-ÄkNo 2014/0798
40 GaK-ÄkNo 2014/0337

tion keine Faktoren ergeben hatten, die die später eingetretene Nervenläsion erklären könnten, muss davon ausgegangen werden, dass trotz einer zumindest zeitweiligen Sichtbarmachung der Vagusnerven diese versehentlich verletzt wurden, sei es durch Clippung, Einknoten, Durchtrennung, Elektrokoagulation oder sonstige Maßnahmen. Bei einem sachkundigen Arzt darf eine solche Komplikation nicht eintreten, denn die Schonung der Vagusnerven ist voll beherrschbar. Der genaue Ablauf, der zu der Verletzung geführt hat, muss daher nicht geklärt werden. Allein aus dem Ergebnis lasse sich auf eine Sorgfaltspflichtverletzung schließen. In derartigen Fällen spricht man von einem „prima-facie-Beweis" oder „Anscheinsbeweis".

7.3 Anfängerfehler, Übernahmeverschulden

Im § 630h Abs.4 BGB heißt es wörtlich:

> War ein Behandelnder für die von ihm vorgenommene Behandlung nicht befähigt, wird vermutet, dass die mangelnde Befähigung für den Eintritt der Verletzung des Lebens, des Körpers oder der Gesundheit ursächlich war.

Mit dieser Formulierung wird der Facharztstandard eingefordert. Eine Abweichung vom Facharztstandard kann vorliegen, wenn es sich um einen Anfänger innerhalb des Fachgebietes handelt (Anfängerfehler) oder um einen Arzt eines fremden Fachgebietes (Übernahmeverschulden). Jeder Arzt ist zwar auf Grund seiner Approbation zur Ausübung der gesamten Heilkunde berechtigt. Führt er jedoch eine Behandlung durch, die seinen Fachbereich überschreitet, dann hat er sich an demjenigen Standard messen zu lassen, der an einen diesbezüglichen Facharzt zu stellen ist.

Da dem Patienten nicht zugemutet werden kann, den Beweis dafür zu erbringen, dass sich bei ihm ein Risiko verwirklicht hat, weil ein unerfahrener Arzt, ein Anfänger, die Behandlung übernommen hat, hält es die Rechtsprechung und neuerdings auch das Gesetz für gerechtfertigt, eine Beweiserleichterung zu Gunsten des Patienten vorzunehmen. Der Krankenhausträger und ausbildende Ärzte können das Risiko ausschalten, indem sie der gebotenen Pflicht nachkommen, den Anfänger ausreichend zu überwachen. Wenn belegt werden kann, dass der Anfänger unter Anleitung oder Aufsicht eines erfahrenen Facharztes tätig war, greift die Beweislastumkehr nicht.

Bei Behandlungsfehlern durch einen unerfahrenen Arzt (Anfängerfehler) oder einen fachfremden Arzt (Übernahmeverschulden) kann es zu Beweiserleichterungen bezüglich der Ursächlichkeit zu einem Schaden bis hin zu einer Beweislastumkehr kommen.

Als analog zum Anfängerfehler ist der Übernahmefehler zu betrachten. Der Arzt, der eine Behandlung übernimmt, für die er nicht ausreichend befähigt ist, z. B. eine Tätigkeit in einem fremden Fachgebiet, haftet für einen Schaden unter Umständen auch, ohne dass eine Kausalität zum Fehler nachgewiesen wird.

Der folgende Fall ist ähnlich wie ein Übernahmeverschulden zu werten, obwohl hier nicht ein fachfremder Arzt, sondern eine nichtärztliche Hilfskraft tätig war. Die Diagnosestellung ist bekanntlich grundsätzlich eine ärztliche Aufgabe. Wenn eine Diagnose in einer Klinik ohne jeden Arztkontakt gestellt wurde, stellt ein sich dabei ergebender Diagnoseirrtum ohne weitere inhaltliche Prüfung einen Diagnosefehler im Sinne eines Behandlungsfehlers dar.

Der 16-jährige Patient wurde wegen plötzlich aufgetretener heftiger Oberbauchbeschwerden in der Notfallambulanz einer Klinik vorgestellt. Er wurde dort lediglich von einem Pfleger angesehen und ohne Arztkontakt entlassen. Zur Begründung wurde angegeben, dass der noch minderjährige Junge kinderärztlich betreut werden solle und dass in der Klinik wegen eines hohen Patientenaufkommens mit einer langen Wartezeit zu rechnen gewesen wäre.

Nach einer zwei Tage später erfolgten Aufnahme in einem anderen Krankenhaus wurde eine akute Pankreatitis (Bauchspeicheldrüsenentzündung) festgestellt. Der klinische Befund bei der Erstvorstellung wird von den Parteien unterschiedlich geschildert, was aber für die Entscheidungsfindung unerheblich ist. Eine ärztliche Befundbeschreibung lag nicht vor[41].

Zum Zeitpunkt der Erstvorstellung in der Notfallambulanz wäre bei einer ärztlichen Untersuchung möglicherweise ein nicht vorwerfbarer Diagnoseirrtum eingetreten, insbesondere, weil akute Pankreatitiden bei Jugendlichen sehr selten sind.

Die Entlassung aus einer Notaufnahmeambulanz ohne ärztlichen Kontakt muss aber in jedem Fall als Behandlungsfehler gewertet werden, für den die Klinik zu haften hat.

---

41 GaK-ÄkNo 2007/0315

8 Besonderheiten von Diagnosefehlern

8.1 Auch Diagnosefehler sind Behandlungsfehler

Der Begriff Behandlungsfehler bezieht sich auf den gesamten Vorgang der ärztlichen Betreuung, die sich über Anamneseerhebung, Diagnostik, Indikationsstellung, operative Therapie, nichtinvasive Therapie bis zur sog. therapeutischen Information erstreckt. In diesem Sinne stellt also auch ein Diagnosefehler einen Behandlungsfehler dar.

Im allgemeinen Sprachgebrauch werden Diagnose und Therapie meist streng getrennt. Der Begriff „Behandlung" bezieht sich aber nicht etwa auf die Therapie allein, sondern auf den gesamten Vorgang der Patientenbetreuung, in dem die Diagnosestellung bekanntlich einen breiten Raum einnimmt. Nach Therapiefehlern durch falsch durchgeführte oder versäumte Behandlungsmaßnahmen stellen Diagnosefehler mit 22 % die zweithäufigste Ursachen für Behandlungsfehler dar [8].

In den Verfahren bei der Gutachterkommission für ärztliche Behandlungsfehler der Ärztekammer Nordrhein betrug die Fehlerquote im Jahr 2011 insgesamt 33,6 %, bei Praxisärzten 31,9 %. Während sich bei Klinikärzten vor allem ein hoher Anteil an intraoperativen oder postoperativen Fehlern findet, stehen bei den Praxisärzten Diagnosefehler ganz im Vordergrund. Mehr als die Hälfte aller bei Praxisärzten festgestellten Behandlungsfehler bezogen sich auf Diagnosefehler.

Weil die Entscheidungsfindung bei der Diagnostik meist ganz anders abläuft als bei der Therapie, werden im Folgenden einige grundlegende Merkmale des diagnostischen Prozesses dargestellt, die zum Verständnis der Begriffe Diagnoseirrtum oder Diagnosefehler beitragen können.

8.2 Der diagnostische Prozess

Bei der Erstellung einer Diagnose kann das im Einzelfall indizierte Vorgehen noch weniger in allgemeine Regeln gefasst werden als bei der Therapie. Die Angemessenheit des Vorgehens bleibt daher fast immer einer Beurteilung durch ärztliche Sachverständige vorbehalten.

In einer Monographie zur „Methodologie der medizinischen Diagnostik" wurden die grundlegenden Abläufe zusammengefasst [9]. Danach stellt die Diagnostik einen Prozess der Erkenntnisgewinnung dar, der schließlich zur individuellen Diagnose führt. Diese Diagnosefindung geschieht in der Hand des erfahrenen Arztes überwiegend intuitiv, vollzieht sich aber trotzdem nach eindeutigen erkenntnistheoretischen Regeln.

Das Ziel dieses Prozesses ist immer, die individuell gestellte Diagnose weitgehend mit der gesuchten „Diagnose" bzw. Krankheitseinheit in Einklang zu bringen. Der Begriff Diagnose wird also in doppeltem Sinne verwandt:

1. Als Aussage für einen individuellen Patienten. In dieser Form bezeichnet der Begriff in der Regel eine Wahrscheinlichkeitsaussage, die häufig nur temporären Charakter hat.
2. Als abstrakter Begriff zur modellhaften Beschreibung einer Krankheit.

Um die Begriffe klar zu trennen, soll im Folgenden der Begriff Diagnose nur im Sinne der individuell geltenden Aussage herangezogen werden, während für die abstrakte Krankheitsbeschreibung ausschließlich der Begriff Krankheit Verwendung findet.

Der Begriff Diagnose wird in unterschiedlichem Sinn verwandt:
– als Aussage für einen individuellen Patienten,
– als abstrakter Begriff zur Beschreibung einer Krankheit.
Im Zusammenhang mit Diagnosefehlern ist stets die individuelle Diagnose gemeint.

Die bei einem Patienten gestellte Diagnose kann begrifflich mit einer Krankheitseinheit gleich lauten. In der Regel ist sie aber nur als bestmögliche Annäherung an eine Krankheit anzusehen. Hieraus folgt, dass zu jeder Diagnose logischerweise eine Wahrscheinlichkeitsaussage gehört.

Diese Erkenntnis, dass eine Diagnose zwar den Krankheitszustand eines Patienten beschreiben soll, aber die individuell gestellte Diagnose nicht mit dem Vorliegen einer Krankheit gleichzusetzen ist, sondern dass mit ihr lediglich die Wahrscheinlichkeit für das tatsächliche Vorliegen der genannten Krankheit angegeben wird, stellt einen wesentlichen Schlüssel zum Verständnis des diagnostischen Prozesses dar.

8.3 Diagnose als Wahrscheinlichkeitsaussage

Der Prozess der Diagnostik besteht darin, die Wahrscheinlichkeit der diagnostischen Aussagen zu erhöhen. Vor Beginn der Diagnostik im engeren Sinne lassen sich bereits aus der Anamnese und aus Prima-vista-Befunden Informationen ableiten, die mit einer gewissen Wahrscheinlichkeit auf die in Frage kommende Krankheit hinweisen. In diese „Ausgangsdiagnose" gehen sehr häufig schwer zu definierende Faktoren ein, so dass sie fast immer mit großen Unsicherheiten behaftet ist.

Auf der Basis der Ausgangsdiagnose werden diagnostische Tests durchgeführt, und die daraus gewonnenen zusätzlichen Informationen werden in geeigneter Weise verknüpft. Das Ergebnis dieser Verknüpfung führt zu einem neuen, in der Regel höheren Grad an Wahrscheinlichkeit. Ganz allgemein ausgedrückt besteht der diagnostische Prozess also in der Verknüpfung von zwei oder mehr in Wahrscheinlichkeiten auszudrückenden Informationen zu einer neuen Wahrscheinlichkeit. Die diagnostischen Einzelinformationen werden in der Medizin häufig als „Test" bezeichnet, während in der Rechtsprechung hierfür meist der Begriff „Befund" Verwendung findet[42]. Eine Testdurchführung entspricht demnach einer Befunderhebung.

Zu den Einzelelementen, die das Vorliegen einer bestimmten Krankheit wahrscheinlicher oder weniger wahrscheinlich machen, gehören Daten des Patients aus der Anamnese oder der Beschwerdeschilderung, sichtbare körperliche Erscheinungen, Ergebnisse klinischer, technischer oder laborchemischer Untersuchungen oder sonstige Symptome und Zeichen, die im Allgemeinen als Befunde bezeichnet werden. Jedes dieser diagnostischen Einzelelemente trägt zur Information über die gesuchte Krankheit bei.

Die Abschätzung der sich aus den Tests ergebenden Wahrscheinlichkeiten und der entsprechende Umgang mit Wahrscheinlichkeiten ist Inhalt der „ärztlichen Kunst". Damit lässt sich der Prozess der Diagnostik im Sinne des Erkenntnisgewinns folgendermaßen ausdrücken: Durch die Verknüpfung diagnostischer Einzelelemente mit den hierzu gehörenden Wahrscheinlichkeiten wird aus einer vorbestehenden Wahrscheinlichkeit für das Vorliegen einer Krankheit eine neue, meist höhere Wahrscheinlichkeit gewonnen. Es handelt sich somit um einen iterativen Prozess, der nach Ausschöpfung der vorgegebenen diagnostischen Möglichkeiten schließlich auf einer bestimmten Stufe beendet wird.

Abgesehen von der Tatsache, dass die Zahl der zur Verfügung stehenden diagnostischen Einzelinformationen (Tests) in aller Regel begrenzt ist, wird der diagnostische Prozess immer zu einem bestimmten Zeitpunkt unterbrochen. Dies geschieht vor allem dann, wenn die erzielte Wahrscheinlichkeit für eine Entscheidungsfindung ausreicht. Dabei besteht die Entscheidung nicht in der Feststellung, ob die Krankheit nun tatsächlich vorliegt oder nicht. In der Praxis ist vielmehr von Bedeutung, ob das Maß der Wahrscheinlichkeiten für therapeutische Entscheidungen ausreichend ist.

Die Anforderungen an die zu erzielende Wahrscheinlichkeit variieren je nach klinischer Situation erheblich. Wichtig ist dabei im Einzelfall, dass eine hinreichende Basis für eine „temporäre Handlungsanweisung" vorliegt, also z. B. für den Einsatz oder den Nichteinsatz einer therapeutischen Maßnahme. Da die Informationen aus dem weiteren Verlauf nach Therapiebeginn oder aus dem Ansprechen auf eine Therapie ihrerseits wieder diagnostische Einzelelemente darstellen, ist der diagnostische Prozess mit der Diagnose im Sinne der Handlungsanweisung meistens nicht beendet. Jede weitere Information erhöht oder vermindert die Wahrscheinlichkeit.

---

[42] BGH VersR 2008, 644

8.4 Die Bedeutung der Ausgangswahrscheinlichkeit

Es kann nicht deutlich genug gesagt werden, dass jede Diagnosefindung auf der Basis von Wahrscheinlichkeiten und nicht von Sicherheiten erfolgt. Die Wahrscheinlichkeiten, dass bestimmte Befunde oder Testverfahren die in Frage stehende Krankheit richtig beschreiben, also Kriterien für die „Qualität" eines Tests, werden mit den Begriffen Sensitivität und Spezifität ausgedrückt. Die Wahrscheinlichkeit, dass mit der gestellten Diagnose die zugrunde liegende Krankheit richtig beschrieben wird, ist als prädiktiver Wert aufzufassen. Dieser zur Beurteilung eines Testergebnisses entscheidende Wert ergibt sich aber nicht allein aus der Sensitivität und Spezifität, sondern ganz wesentlich auch aus der Ausgangswahrscheinlichkeit, also der Wahrscheinlichkeit für das Vorliegen der Krankheit vor der Testdurchführung. Dieser auch A-priori-Wahrscheinlichkeit genannte Wert wird in der wissenschaftlichen Literatur als Prävalenz bezeichnet.

Das Verständnis für solche bedingten Wahrscheinlichkeiten geht auf Arbeiten des englischen Reverent Bayes im 18. Jahrhundert zurück. Das daraus abgeleitete „Bayes'sche Denken", das auch in vielen anderen Bereichen wie Nachrichtentechnik, Kriminalistik, Wirtschaftswissenschaften u. a. eine große Rolle spielt, gilt für die Medizin in ganz besonderer Weise.

Die Methodik, mit der solche „bedingten Wahrscheinlichkeiten" ermittelt werden, ist die sog. Bayes'sche Formel:

$$\text{Prädiktiver Wert} = \frac{\text{Prävalenz} \times \text{Sensitivität}}{\text{Prävalenz} \times \text{Sensitivität} + (1 - \text{Prävalenz}) \times (1 - \text{Spezifität})}$$

Wie sich aus dieser Formel ergibt, gehen drei unterschiedliche Wahrscheinlichkeiten in die Berechnung des prädiktiven Wertes ein, wobei die Prävalenz das gleiche Gewicht aufweist wie Sensitivität und Spezifität. Die Formel muss natürlich nicht jederzeit präsent sein, aber das zugrunde liegende Prinzip zur Berechnung des prädiktiven Wertes (Posttestwahrscheinlichkeit) sollte einmal verstanden werden. Wichtig ist dabei die Erkenntnis, dass sich je nach Ausgangswahrscheinlichkeit auch bei gleichen Testergebnissen sehr unterschiedliche Posttestwahrscheinlichkeiten ergeben können.

> Die mit einer Diagnose verbundenen Wahrscheinlichkeiten für das Vorliegen der gesuchten Krankheit basieren auf der Ausgangswahrscheinlichkeit vor Durchführung der Tests und auf den mit den Tests verbundenen Wahrscheinlichkeiten (Sensitivität und Spezifität).
> Die Bedeutung der Ausgangswahrscheinlichkeit wird meist unterschätzt, wodurch der Aussagewert von Testverfahren überbewertet wird.
> Die richtige Abschätzung der Wahrscheinlichkeiten ist wesentlicher Teil der „ärztlichen Kunst".

Leider wird die Ausgangswahrscheinlichkeit, die sich selten exakt angeben lässt, sehr häufig als Einflussgröße vernachlässigt und verdrängt, wodurch fast regelmäßig der Informationswert einer diagnostischen Maßnahme deutlich überschätzt wird. Die Abschätzung der Ausgangswahrscheinlichkeit vor Durchführung eines Testes bzw. einer Befunderhebung erfordert eine gute ärztliche Erfahrung. Ohne eine solche Abschätzung ist ein Testergebnis weitgehend wertlos, weil das Ergebnis des Testes allein keine Auskunft über die diagnostische Treffsicherheit geben kann. Mit zunehmender Technisierung der Medizin und steigender Testeuphorie degeneriert leider die genannte ärztliche Kunst der Abschätzung von Wahrscheinlichkeiten zunehmend, und es kommt daher häufig zu groben Fehleinschätzungen des Informationswertes durchgeführter Tests.

Tests werden insbesondere dann leicht überbewertet, wenn sie technisch eindeutige Ergebnisse erbringen. Dies soll an dem Beispiel des sog HLA-B27-Tests für das Vorliegen der Krankheit Morbus Bechterew, einer entzündlichen Erkrankung der kleinen Wirbelgelenke mit zunehmender schmerzhafter Verkrümmung der Wirbelsäule, beschrieben werden. Das Blutmerkmal HLA B27 wird im entsprechenden Labor so gut wie immer eindeutig als positiv oder negativ erkannt. Es ist bei 95 % aller Patienten mit einem Morbus Bechterew positiv (Sensitivität 95 %), während es bei Nicht-Bechterew-Patienten nur in 8 % positiv ausfällt (Spezifität 92 %). Wenn ein Patient, der ungeklärte Rückenschmerzen hat, in eine Rheumasprechstunde kommt und der Arzt mit 50 %iger Wahrscheinlichkeit annimmt, dass ein Morbus Bechterew vorliegt, dann beträgt im Falle eines positiven HLA-B27-Befundes die Wahrscheinlichkeit, dass tatsächlich ein M. Bechterew vorliegt, etwa 94 %. Der Arzt könnte in diesem Fall für den praktischen Gebrauch vom Vorliegen eines Morbus Bechterew ausgehen, obwohl er damit rechnen muss, dass die Diagnose mit einer Wahrscheinlichkeit von 6 % falsch sein kann. Anders ausgedrückt: Bei 100 Fällen dieser Art wäre der Test bei sechs Patienten falsch positiv. Trotz der Unsicherheit kann aber das Testergebnis für eine klinische Entscheidung zu Grunde gelegt werden.

Wenn dagegen der gleiche Test als Screening-Test in der Allgemeinbevölkerung durchgeführt würde, wo die Bechterew'sche Erkrankung nur eine Häufigkeit von 2 auf 1000 hat, die Ausgangswahrscheinlichkeit also lediglich 0,2 % beträgt, dann würde ein positives Testergebnis nur mit einer Wahrscheinlichkeit von 2,2 % auf das tatsächliche Vorliegen eines Bechterew hinweisen (siehe Tab. 8.1). Auf jeden richtig positiven Test kämen also ca. 45 falsch positive Tests. Der gleiche Test, dessen Laborergebnis immer sehr eindeutig ist, ergibt bei unterschiedlicher Fragestellung, sprich bei unterschiedlicher Ausgangswahrscheinlichkeit, sehr unterschiedliche Ergebnisse.

Bei ernsthaftem klinischem Verdacht auf das Vorliegen eines M. Bechterew ist also die Anforderung einer HLA-Bestimmung indiziert. Eine unterbleibende Berücksichtigung des Ergebnisses eines solchen Tests wäre dann ein Diagnosefehler. Die Nicht-Berücksichtigung eines zufällig erhobenen HLA-B27-Wertes ohne Fragestellung wäre dagegen kein Diagnosefehler. Die Durchführung des Tests ganz ohne Fragestellung ist unärztlich und könnte selbst schon einen Diagnosefehler darstellen.

Tab. 8.1: Die Wahrscheinlichkeit für das Vorliegen der Zielkrankheit M. Bechterew bei einem positiven HLA-B27-Befund (prädiktiver Wert) in Abhängigkeit von der geschätzten Ausgangswahrscheinlichkeit (Prävalenz) [9].

Klinische Situation	Geschätzte Ausgangswahrscheinlichkeit (%)	Wahrscheinlichkeit für das Vorliegen der Krankheit bei positivem Test (%)
Screening nach M. Bechterew in der Allgemeinbevölkerung	0,2	2,2
Gelegentliche unklare Rückenschmerzen bei einer jungen Frau	0,6	6,7
Ähnliche Schmerzen bei einem jungen Mann	4,0	33,1
Zunehmende Rückenschmerzen, wechselnde rheumatische Beschwerden und Geradhaltung des Achsenskeletts	10,0	56,9
Zufällig beobachtete Sklerosierung der Ileosakralgelenke in einer Röntgenaufnahme des Beckens, bisher kaum Beschwerden	20,0	73,8
Wechselnde arthritische Beschwerden, Sakroileitis im Röntgenbild	35,0	86,5
Langjährige Rücken- und Kreuzschmerzen mit zunehmender Lordosierung, angedeutete Syndesmophyten im Röntgenbild	60,0	94,7
„Bambusstabform" der Wirbelsäule im Röntgenbild, versteifende Lordosierung nach langjährigen Rückenbeschwerden	95,0	99,6

Die Erkenntnis über die Abhängigkeit eines Testergebnisses von der Ausgangswahrscheinlichkeit vor der Testanforderung muss auch bei der Beurteilung von Indikation und möglicher Fehlerhaftigkeit diagnostischer Maßnahmen zu Grunde gelegt werden. Leider widerspricht diese Denkweise den eingefahrenen Denk- und Verhaltensweisen im ärztlichen Alltag. Trotzdem gilt, dass gutes ärztliches Handeln niemals allein aufgrund eines Testergebnisses erfolgen darf, sondern dass immer die Gesamtsituation des Patienten berücksichtigt werden muss. Diese Erkenntnis muss in besonderem Maße auch bei der gutachterlichen Beurteilung von Indikation und möglicher Fehlerhaftigkeit diagnostischer Maßnahmen zu Grunde gelegt werden.

Daraus ergibt sich, dass die Angemessenheit des Vorgehens bei der Diagnostik nicht allgemein formuliert oder in Algorithmen dargestellt werden kann. Auch die Rechtsprechung geht davon aus, dass diese Frage wegen der Individualität des menschlichen Körpers und der sehr unterschiedlichen Manifestationen und Verlaufsformen von Krankheiten nicht rein formal beantwortet werden kann. Deshalb spiegeln Leitlinien auch nicht stets die im Einzelfall gebotenen ärztlichen Maßnahmen wider[43]. In Streitfällen muss daher zur Beantwortung dieser Fragen ein ärztlicher Sachverständiger hinzugezogen werden[44].

8.5 „Fehldiagnose" versus Diagnosefehler oder Diagnoseirrtum

Der Begriff „Fehldiagnose" sollte im Zusammenhang mit Diagnoseirrtum oder Diagnosefehler vermieden werden. Eine Fehldiagnose bezeichnet die mangelnde Übereinstimmung der gestellten Diagnose mit der zu Grunde liegenden Zielkrankheit, stellt also eine Beschreibung des Ergebnisses aus nachträglicher Sicht dar. Diagnoseirrtum und Diagnosefehler beschreiben dagegen nicht das Ergebnis, sondern den Prozess der Diagnosegewinnung. Wenn die gestellte Diagnose trotz richtiger Befundeinschätzung die zugrunde liegende Krankheit nicht richtig beschreibt, z. B. weil sie mit den zur Verfügung stehenden Methoden nicht erkennbar war, könnte dies als Fehldiagnose bezeichnet werden, stellt aber dennoch weder einen Diagnoseirrtum noch einen Diagnosefehler dar.

Mit Diagnoseirrtum oder Diagnosefehler werden vom Arzt gestellte Diagnosen bezeichnet, die bei einer externen Überprüfung dem Anspruch, eine medizinisch angemessene Diagnostik zu beschreiben, nicht gerecht werden [10]. Zu unterscheiden sind dabei

- der Diagnoseirrtum,
- der (einfache) Diagnosefehler,
- der grobe Diagnosefehler und
- der Befunderhebungsfehler.

Im Gegensatz zum Diagnoseirrtum, der eine subjektive Einschätzung beschreibt, die einer nachträglichen kritischen Betrachtung nicht standhält, die aber noch vertretbar ist und nicht den Charakter eines haftungsbegründenden Behandlungsfehlers zeigt, stellt ein Diagnosefehler einen Behandlungsfehler dar, aus dem je nach Konstellation ein Haftungsanspruch erwachsen kann. Ein schwerer oder grober Diagnosefehler kann dabei zu Beweiserleichterungen für den Patienten führen (s. u.) Ein Sonderfall ist der Befunderhebungsfehler, der im Zusammenhang mit Haftungsansprüchen eine zunehmende Rolle spielt.

Die Abgrenzung von Diagnoseirrtum, einfachem und schwerem Diagnosefehler sowie Befunderhebungsfehler wird in einem Urteil des Oberlandesgerichts Naumburg beschrieben[45].

---

43 OLG Hamm, VersR 2002, 857
44 BGH NJW 1995, 776
45 OLG Naumburg, vom 9.12.2010, 1 U 53/10

1. Handelt es sich bei Diagnoseirrtümern um eine zum Zeitpunkt der Diagnosestellung (sog. Ex-ante-Sicht) in der gegebenen Situation vertretbare Deutung der Befunde, stellt sich die objektive Fehlerhaftigkeit der Diagnose nicht als vorwerfbar dar und kann eine Haftung nicht begründen. Ein Fehler liegt daher erst dann vor, wenn die diagnostische Bewertung für einen gewissenhaften Arzt nicht mehr vertretbar erscheint.

2. Bei Diagnosefehlern ist von einem groben Behandlungsfehler erst dann auszugehen, wenn er fundamentaler Natur ist. Das setzt voraus, dass die Interpretation des Befundes gänzlich unverständlich erscheint.

3. Beruht die fehlerhafte Diagnose darauf, dass der Arzt eindeutig gebotene Befunde nicht erhoben hat, stellt dies ein vorwerfbares Behandlungsversäumnis dar. Die Haftung richtet sich nach den von der Rechtsprechung entwickelten Regeln zum Befunderhebungsfehler.

Diagnoseirrtum und Diagnosefehler werden also danach unterschieden, ob die vom Arzt vorgenommene Deutung der Befunde „vertretbar" oder „nicht mehr vertretbar" ist. Die Abgrenzung, die dazu führt, ob ein Diagnosefehler als „einfacher" oder „grober" Behandlungsfehler zu werten ist, liegt in der Frage, ob die fehlerhafte Interpretation „noch verständlich" oder „gänzlich unverständlich" ist.

8.6 Diagnoseirrtum

Ein Diagnoseirrtum stellt, ganz unabhängig vom Ergebnis, eine falsche Deutung der vorhandenen Befunde dar. Würde man in einem solchen Fall die Befundkonstellation von erfahrenen Ärzten beurteilen lassen, dann würden diese überwiegend zu einer anderen als der irrtümlichen Schlussfolgerung kommen. Ein Diagnoseirrtum bezieht sich also auf die subjektive Einschätzung der Befunde, die in dieser Form von der Mehrzahl der Ärzte nicht getroffen würde.

Es wurde schon darauf hingewiesen, dass der ärztliche Behandlungsvertrag ein Dienstvertrag ist. Im Rahmen eines solchen Vertrages schuldet der Arzt keine zutreffende Diagnose, sondern ein fachgerechtes Vorgehen bei der Diagnosestellung. In allen Streitfällen ist daher die Frage zu beantworten, ob im Rahmen der durchgeführten Diagnostik ein sachgerechtes Vorgehen vorgelegen hat. Das sachgerechte diagnostische Vorgehen lässt sich nicht allgemein definieren. Maßstab ist das hypothetische Vorgehen eines „gewissenhaften Arztes".

Bei einem Diagnoseirrtum handelt es sich um Irrtümer oder Fehler im Rahmen einer Diagnosestellung, also bei der Zuordnung aller erhobenen Befunde zu einem passenden Krankheitsbild. Dabei kann es sich um eine Krankheit handeln, die objektiv gar nicht vorliegt, oder um die Feststellung eines Gesundbefundes, obwohl in Wirklichkeit eine Krankheit besteht. Im medizinischen Alltag sind derartige Fehler sehr verbreitet, können jedoch nicht immer dem Arzt vorgeworfen werden. Bekanntlich trifft ein ähnliches Symptomenspektrum häufig auf unterschiedliche Krankheiten zu. Andererseits können angesichts der biologischen Individualität des Menschen bestimmte Symptome bei analogen Krankheiten sehr unterschiedlich ausgeprägt sein.

Eine objektiv „falsche" Diagnose wird in der Rechtsprechung daher nur sehr zurückhaltend als Diagnosefehler und damit als Behandlungsfehler angesehen. Diese Zurückhaltung wurde vom Bundesgerichtshof wie folgt definiert[46]:

> Irrtümer bei der Diagnosestellung, die in der Praxis nicht selten vorkommen, sind jedoch oft nicht die Folge eines vorwerfbaren Verhaltens des Arztes. Die Symptome einer Erkrankung sind nämlich nicht immer eindeutig, sondern können auf die verschiedensten Ursachen hinweisen, dies gilt auch unter Berücksichtigung der vielfältigen technischen Hilfsmittel, die zur Gewinnung von zutreffenden Untersuchungsergebnissen einzusetzen sind. Auch kann jeder Patient wegen der Unterschiedlichkeit des menschlichen Organismus die Anzeichen ein und derselben Krankheit in anderer Ausprägung aufweisen. Diagnoseirrtümer, die objektiv auf eine Fehlinterpretation der Befunde zurückzuführen sind, können deshalb nur mit Zurückhaltung als Behandlungsfehler gewertet werden.

Bei unklaren Todesfällen mit Kreislaufversagen wird bei einer Obduktion häufig überraschenderweise eine Lungenembolie als Ursache entdeckt. In vielen dieser Fälle wäre diese Diagnose, auch wenn an die Möglichkeit gedacht worden wäre, nicht zu diagnostizieren gewesen. Die objektive Fehldiagnose stellt dann keinen Diagnosefehler dar.

Selbst Diagnoseirrtümer, die auf Fehlleistungen eines Arztes beruhen, stellen nur in Ausnahmefällen einen vorwerfbaren Behandlungsfehler dar. Hierzu hat das Oberlandesgericht Koblenz Stellung genommen[47]:

> Irrtümer in der Stellung einer Diagnose erlauben nicht einmal den verlässlichen Schluss auf eine einfache Fahrlässigkeit ..., eine solche Annahme ist erst dann gerechtfertigt, wenn das diagnostisch gewonnene Ergebnis für einen gewissenhaften Arzt nicht mehr vertretbar erscheint.

Maßstab für die Einstufung eines Diagnoseirrtums als Behandlungsfehler ist also der gewissenhafte Arzt bei der Beurteilung der konkreten Situation. In aller Regel wird diese Frage von einem sachverständigen Gutachter beantwortet. Die objektive Fehlerhaftigkeit einer Diagnose allein ist also nicht vorwerfbar, solange es sich um eine in der gegebenen Situation vertretbare Deutung der Befunde handelt. Entscheidend ist nicht die Feststellung des Tatbestandes ex post (nachträglich), sondern die mögliche Fahrlässigkeit in der Ex-ante-Betrachtung, die zu einem Verschuldensvorwurf führen kann.

Die objektive Fehlerhaftigkeit einer Diagnose allein ist nicht vorwerfbar, solange es sich um eine in der gegebenen Situation vertretbare Deutung der Befunde handelt. Ein solcher Diagnoseirrtum stellt keinen Behandlungsfehler dar.

---

46 BGH vom 8.7.2003, VI ZR 304/02
47 OLG Koblenz vom 31.8.2006, V U 588/06

Hierzu ein Beispiel aus der Gutachterpraxis:

Bei der 57-jährigen Patientin war es neun Tage nach einer gynäkologischen Operation mit Beseitigung eines großen Nabelbruchs mit Hilfe eines Netzes zu Fieber und deutlichen Entzündungszeichen gekommen. Im Bereich der Bauchdecke fand sich kein pathologischer Befund. Wegen bestehender Dyspnoe (Luftnot) und Rasselgeräuschen über der Lunge erfolgte unter der Verdachtsdiagnose einer Bronchopneumonie eine Antibiotikagabe. Erst mehrere Tage später wurde in einem anderen Krankenhaus ein Computertomogramm der Bauchorgane durchgeführt, wobei sich ein septischer Infektionsherd fand. Nach Wundrevision und Entfernung des Netzes kam es zu einer folgelosen primären Wundheilung[48].

Ein Behandlungsfehler wurde von der Gutachterkommission verneint. Die bei Ex-post-Betrachtung eindeutige Diagnose stellte sich bei der Betrachtung ex ante nicht dar, so dass es zunächst keinen Anlass für eine CT-Untersuchung gab.

Für einen medizinischen Laien ist es oft schwer verständlich, dass das Nicht-Erkennen einer eindeutig vorhandenen Krankheit nicht immer einen Diagnosefehler darstellt. Bei seiner Einschätzung der Situation ist dem nachträglichen Betrachter aber der wahre Befund bekannt, der dem Arzt zum Zeitpunkt der Diagnosestellung unbekannt war. Dies führt unweigerlich zu einer Verzerrung der Wahrnehmung bezüglich Richtigkeit oder Fehlerhaftigkeit des Vorgehens (sog. outcome bias).

Der Diagnoseirrtum stellt also keinen Behandlungsfehler dar, weil auch eine objektiv falsche Deutung als solche nicht vorzuwerfen ist, solange die Fehleinschätzung nicht unvertretbar ist und dem Standard ärztlichen Handelns zuwiderläuft. Damit kann auch die auf der Basis des Irrtums eingeleitete Behandlung, selbst wenn sie sich als objektiv falsch herausstellt, keinen Behandlungsfehler darstellen.

In einem Fall vor dem Oberlandesgerichte Hamm ging es um die Frage, ob eine Appendektomie (Blinddarmentfernung) bei einem nicht entzündlich veränderten Blinddarm behandlungsfehlerhaft war, weil sie auf einem Diagnoseirrtum beruht[49].

Danach war die Indikationsstellung zur Operation unter der Annahme einer akuten Appendizitis nicht fehlerhaft, auch wenn diese Erkrankung tatsächlich nicht vorlag. Der Sachverständige hat dazu ausgeführt, dass der klinische Gesamteindruck ausschlaggebend sei und allein schon die Feststellung eines auf eine akute Appendizitis hinweisenden Druckschmerzes bei der Untersuchung durch einen erfahrenen Facharzt entscheidend sein könne, dass alle anderen Kriterien einschließlich der Leukozytenzahl dann zurücktreten müssten. Dem Senat, dem diese Fragestellung und die Schwierigkeit der Diagnose aus anderen Fällen bekannt sind, leuchtet das ein, zumal die akute Appendizitis bei nicht rechtzeitiger Behandlung einen schweren und evtl. sogar tödlichen Verlauf nehmen kann.

Der Diagnoseirrtum bezieht sich auf einen gedanklichen Irrtum, der auf einer irrtümlichen Bewertung der vorliegenden Befunde beruht. Häufig hat sich beim Arzt

---

48 GaK-ÄkNo 2010/0464
49 OLG Hamm vom 17.2.1999, III U 41/98

ein diagnostisches „Konzept" festgesetzt, das zu einer „Blindheit" bezüglich anders zu deutender Befundkonstellationen führt und dessen subjektive Richtigkeit nicht zu widerlegen ist. Dies setzt aber voraus, dass bei der Durchführung der Diagnostik keine Fehler gemacht wurden, die dem Standard ärztlichen Handelns zuwiderlaufen und die als nicht mehr vertretbar zu bezeichnen sind. Der Maßstab „noch vertretbar" wird dabei in der Regel großzügig bemessen.

> **Ein Diagnoseirrtum bezieht sich auf einen gedanklichen Irrtum, der auf einer irrtümlichen Bewertung der vorliegenden Befunde beruht. Häufig hat sich beim Arzt ein diagnostisches „Konzept" festgesetzt, das zu einer „Blindheit" bezüglich anders zu deutender Befundkonstellationen führt und dessen subjektive Richtigkeit nicht zu widerlegen ist.**

Der Patient hat übrigens keinen Anspruch auf eine „richtige" Diagnose. Nach dem Behandlungsvertrag hat er lediglich einen Anspruch auf eine fachgerechte Diagnosestellung. Es gibt Fälle, in denen eine Diagnose nicht zweifelsfrei zu belegen ist, in denen aber die Befunde für eine korrekte ärztliche Handlung ausreichend sind. Auch dies kann an einem Beispiel aus der Gutachterkommission für ärztliche Behandlungsfehler verdeutlicht werden:

Bei dem 38-jährigen Patienten lag seit mehreren Jahren ein unklares und mehrere Organsysteme betreffendes Schmerzsyndrom vor. In einem Befundbericht werden 37 Diagnosen aufgeführt, u. a. Erschöpfungssyndrom, Gelenkbeschwerden, Skoliose der Brustwirbelsäule und Sehschwäche, woraus bereits die Schwierigkeit einer klaren Zuordnung ersichtlich wird. Der Patient wurde schließlich mit „Verdacht auf Borreliose" bei einem Neurologen vorgestellt. Dort fanden sich ein positiver IgG-Befund auf Borreliose im ELISA-Test und ein positiver CD57-Test. Beide Befunde passen zwar zu älteren Borreliose-Erkrankungen, können diese aber nicht sicher belegen. Der behandelnde Neurologe veranlasste trotzdem auf der Basis des Verdachts auf Borreliose eine versuchsweise Antibiotikagabe[50].

Der spätere Vorwurf des Patienten, dass die Therapie ohne sichere Diagnosestellung erfolgt sei, wurde von der Gutachterkommission für ärztliche Behandlungsfehler zurückgewiesen, da eine „sichere Diagnosestellung" in dem vom Patienten gewünschten Sinn bei dieser Erkrankung nicht möglich ist. Die vorliegenden klinischen und laborchemischen Befunde rechtfertigten in der konkreten Situation aber eine versuchsweise Therapie dieser Erkrankung.

8.7 Diagnosefehler

Verschiedene Begleitumstände können jedoch leicht dazu führen, dass ein Irrtum nicht mehr vertretbar und deshalb als Diagnosefehler und damit als Behandlungsfehler zu werten ist. An verschiedenen Beispielen aus der Gutachterpraxis soll erläutert

---

50 GaK-ÄkNo 2011/0505

werden, durch welche Umstände ein Diagnoseirrtum zu einem haftungsbegründenden Diagnosefehler werden kann.

Ein nicht mehr vertretbarer Irrtum bei der Diagnosestellung führt zu einem Diagnosefehler und damit zu einem Behandlungsfehler.

Wie bei allen anderen Behandlungsfehlern beruhen viele Diagnosefehler auf einer mangelnden Beachtung der Sorgfaltspflichten. Die Grenze zwischen vertretbarem Irrtum und nicht mehr vertretbarer Verletzung der Sorgfaltspflicht ist nicht formal zu ziehen. Sie unterliegt einer Beurteilung durch Sachverständige.

8.7.1 Nicht mehr verständliche diagnostische Blindheit

Ein haftungsbegründender Diagnosefehler wurde von dem sachverständigen Gutachter der Gutachterkommission für ärztliche Behandlungsfehler der Ärztekammer Nordrhein in dem folgenden Fall angenommen:

Die 32-jährige Patientin mit Diabetes mellitus vom Typ I wurde mit starkem Gewichtsverlust, Appetitverlust und Unwohlsein in einer Diabetesklinik aufgenommen. Trotz Ernährung über eine Magensonde kam es zu weiterer Gewichtsabnahme. Bei einer Vorstellung in einer psychosomatischen Klinik wurde als Ursache ein Partnerschaftskonflikt angenommen. Während des stationären Aufenthaltes wurden keine Schilddrüsenhormone bestimmt und die Diagnose einer schweren Schilddrüsenüberfunktion wurde nicht gestellt[51].

Die Gutachterkommission kam zu der Einschätzung, dass hier kein einfacher Diagnoseirrtum, sondern ein Diagnosefehler vorliegt. Das klinische Bild mit psychischen Veränderungen, Sinustachykardie (schnellem Herzschlag) und unerklärter Gewichtsabnahme ist so typisch für eine Schilddrüsenüberfunktion, dass es für einen Arzt unverständlich ist, nicht an diese Möglichkeit gedacht zu haben. Die ausgeprägte diagnostische Blindheit stellt einen ärztlichen Behandlungsfehler dar.

8.7.2 Diagnosefehler als Summe kleinerer Irrtümer

Auch bei dem folgenden Fall lagen Diagnoseirrtümer vor, die in ihrer Gesamtheit nicht mehr vertretbar waren und daher zu einem Diagnosefehler führten.

---

51 GaK-ÄkNo 2009/1308

Die 39-jährige Patientin wurde mit starken Kopfschmerzen ohne neurologische Auffälligkeiten stationär eingewiesen. Sie wurde nach analgetischer Therapie (Schmerzbehandlung) mit der Verdachtsdiagnose vertebragener (wirbelsäulenbedingter) Kopfschmerzen am Folgetag entlassen. Zwei Tage später wurde sie vom Hausarzt in eine neurologische Klinik eingewiesen, in der die Diagnose eines „ischämischen Hirninfarkts im hinteren Stromgebiet der Arteria cerebri media rechtsseitig mit komplex neurologischen Defiziten" (Schlaganfall) gestellt wurde[52].

Die Gutachterkommission für ärztliche Behandlungsfehler hat zwar die Schwierigkeiten der Diagnosestellung anerkannt, ließ aber aus folgenden Gründen keinen einfachen Diagnoseirrtum gelten: Die Diagnose „vertebragene Beschwerden" war völlig unplausibel, die Besserung der sehr starken Schmerzen nach Analgetika durfte nicht als Hinweis auf triviale Krankheitsursachen gewertet werden, laborchemisch erhobene deutlich erhöhte Werte der Leukozytenzahl und erhöhter CRP-Wert wurden nicht bewertet. Schließlich wurde nicht berücksichtigt, dass die Patientin Ovulationshemmer einnahm und einen starken Nikotinkonsum betrieb und damit einen erheblichen Risikofaktor für cerebrale Durchblutungsstörungen aufwies.

8.7.3 Mangelnde Beachtung von Hinweisen durch Dritte

Ärzte sind verpflichtet, bei der Diagnosefindung nicht nur selbst erhobene Befunde zu berücksichtigen, sondern auch sachdienliche Hinweise von Dritten, insbesondere extern erhobene ärztliche Befunde, zu beachten.

Auch dies kann anhand eines Beispiels erläutert werden, bei dem die Einweisungsdiagnose und die Beschwerdeschilderung der Angehörigen nicht beachtet wurden, wodurch es zu dem Diagnosefehler kam.

Der 56-jährige Patient wurde wegen unspezifischer Beschwerden in eine internistische Notaufnahme gebracht. Neu aufgetretene Sprachstörungen wurden von den Angehörigen mitgeteilt, fielen aber wegen mangelhafter Deutschkenntnisse bei der Untersuchung nicht auf. Es erfolgte keine neurologische Basisuntersuchung. Ein neurologischer Konsiliararzt stellte drei Tage später eine dysarthrische (verwaschene) Sprache, einen Nystagmus (unkontrollierte Augenbewegungen) und eine linksseitige Hemiataxie (Bewegungsanomalie) fest, und es wurde ein mehrere Tage alter Kleinhirninfarkt diagnostiziert[53].

Die „diagnostische Blindheit" und das Festhalten an dem Konzept „kein Infarkt" wurden gutachterlich als behandlungsfehlerhaft eingestuft. Auf Grund der vom einweisenden Notarzt genannten Verdachtsdiagnose eines Apoplexes und der Symptomschilderung der Angehörigen hätte zumindest eine neurologische Basisdiagnostik

---

52 GaK.ÄkNo 2011/0404
53 GaK-ÄkNo 2007/2615

durchgeführt werden müssen, bei der vermutlich die Infarktzeichen erkannt worden wären. Ein einfacher Diagnoseirrtum konnte daher nicht angenommen werden.

Besonders deutlich wurden das Beharren auf einem diagnostischen Irrtum und die Nicht-Beachtung von Hinweisen Dritter im folgenden Fall.

Die 80-jährige Patientin befand sich nach einer Rückenoperation in einer geriatrischen Rehabilitationsklinik. Wegen erheblicher Schmerzen musste sie mit Opiaten behandelt werden. Sie erhielt Fentanyl-Pflaster und zusätzlich Oxygesic in einer Dosis bis zu dreimal 10 mg/Tag. Trotz zunehmender mentaler Eintrübungen wurde die Fentanyldosis erhöht, zuletzt auf 25 ug/hr-Pflaster. Der Sohn der Patientin, selbst Arzt, hielt die Veränderungen für einen Ausdruck einer Opiat-Überdosierung und bat wiederholt und schriftlich um entsprechende Dosisreduzierung. Die behandelnden Ärzte kamen diesem Wunsch allerdings nicht nach, da sie die verabreichte Dosis für angemessen hielten und bei dieser Dosierung die beobachtete Somnolenz (Schläfrigkeit) und die Halluzinationen nicht auf die Opiattherapie beziehen wollten. Erst bei Eintritt eines komatösen Zustandes mit der Notwendigkeit einer Verlegung auf eine Intensivstation wurde versuchsweise Naloxon (Antidot für Opiate) gegeben, und dieser „diagnostische Test" ließ durch die erzielte Besserung eindeutig die Opiate als Ursache der Nebenwirkung erkennen[54].

Die Gutachterkommission für ärztliche Behandlungsfehler hat in zwei „Instanzen" eingeräumt, dass zwar häufig unterschiedliche Wahrnehmungen und Fehleinschätzungen der klinischen Situation vorkommen und dass eine solche „Blindheit" in der Symptomdeutung nicht per se als behandlungsfehlerhaft zu werten sei. Hier sei jedoch zu beachten, dass der als Arzt fachkundige Sohn auf die vermutlich fehlerhafte Einschätzung hingewiesen hat. Das Festhalten an der eigenen Deutung und die Nicht-Durchführung des Tests mit Naloxon seien daher als Behandlungsfehler zu bewerten. Die verzögerte Diagnostik hat zu einem verlängerten Klinikaufenthalt und gesundheitlichen Schaden geführt.

8.7.4 Mangelnde Überprüfung externer Befunde

So wenig, wie sachdienliche externe Hinweise missachtet werden dürfen, dürfen andererseits durch Dritte gestellte Diagnosen nicht ohne eigene Überprüfung übernommen werden. Hierzu passt der folgende Fall.

Die 88-jährige bis dahin rüstige Patientin wurde wegen Gangstörungen und starker Schmerzen im linken Bein in einer orthopädischen Klinik aufgenommen. Die Einweisungsdiagnose lautete „Immobilität bei Schmerzen im linken Unterschenkel".

In einer am Aufnahmetag durchgeführten Becken-Übersichtsaufnahme wurde vom befundenden Radiologen eine Fraktur ausgeschlossen. Es wurden eine altersbedingte geringe beiderseitige Coxarthrose (Hüftgelenksverschleiß) und deutliche degenerative Veränderung der Lendenwirbelsäule mit Fehlhaltung beschrieben, woraufhin eine Behandlung mit Analgetika (Schmerzmittel) eingeleitet wur-

---

54 GaK-ÄkNo 2010/1504

de. Auffallend war, dass die Patientin während des gesamten Krankenhausaufenthaltes krankengymnastische Übungsbehandlungen abgelehnt hat – sie könne zwar alles, habe aber starke Schmerzen im linken Unterschenkel.

Zwei Wochen nach Entlassung aus der stationären Behandlung wurde wegen anhaltender Schmerzen im linken Bein in einer Praxis eine CT-Aufnahme des Beckens durchgeführt. Dabei fand sich eine Schenkelhalsfraktur links, die unverzüglich operativ versorgt wurde. Bei einer nochmaligen Befundung der anfänglich durchgeführten Beckenaufnahme wurde eindeutig nachgewiesen, dass die Fraktur bereits bei der stationären Erstaufnahme bestanden hatte, wenngleich dies nicht auf Anhieb zu erkennen war[55].

Die Nicht-Erkennung der Fraktur durch den Radiologen könnte als Diagnoseirrtum gewertet werden. Dieser Irrtum wird aber durch den Diagnosefehler der Orthopäden überlagert. Die neu aufgetretenen, dann aber über vier Wochen anhaltenden und durch Analgetika kaum behandelbaren Schmerzen, zusammen mit Gehstörungen, ließen sich nicht ausreichend mit degenerativen Veränderungen erklären, weshalb eine kritische Hinterfragung des Röntgenbefundes und eine weitere diagnostische Abklärung zwingend erforderlich gewesen wären. Dabei ist auch zu berücksichtigen, dass die einfache Beckenübersichtsaufnahme nicht zum Ausschluss einer Schenkelhalsfraktur geeignet ist.

8.7.5 Unzureichende diagnostische Abklärung

Ein ärztliches Handeln kann einen Behandlungsfehler darstellen, wenn die bis zur Entscheidungsfindung durchgeführten diagnostischen Maßnahmen nicht als Basis für die Entscheidungen ausreichen. Im folgenden Fall ist es als Folge einer unzureichenden Diagnostik zu einer überflüssigen Operation gekommen.

Bei der 23-jährigen Patientin waren innerhalb kurzer Zeit zwei kleine Knoten vor dem linken Ohr links aufgetreten. Durch Abtasten wurde außerdem ein Knoten an derselben Halsseite festgestellt. Nach Anfertigung lediglich eines kleinen Blutbildes erfolgte ohne weitere Vordiagnostik eine eingreifende Operation (Entfernung von Speicheldrüse und zugehörenden Lymphknoten). Histologisch zeigten die entfernten Lymphknoten reaktiv entzündliche Veränderungen im Sinne eines Pfeifferschen Drüsenfiebers, aber keinen Anhalt für Bösartigkeit[56].

Es wurde ein Behandlungsfehler konstatiert, da keine angemessene präoperative Diagnostik durchgeführt worden war. Das einfache kleine Blutbild stellt allenfalls eine „zudeckende Diagnostik" dar, denn mit einem solchen Befund lassen sich die zu Grunde liegenden entzündlichen Veränderungen nicht abklären. Hierzu wären zumindest ein Differentialblutbild und eine CRP-Bestimmung bzw. eine Blutsenkung

---

55 GaK-ÄkNo 2011/0108
56 Gak-ÄkNo 2011/1563

erforderlich gewesen. Durch die nicht indizierte Operation sind Gefühlsstörungen im Bereich des Nervus Fazialis sowie Narbenbildung und Gewebsdefekte in der linken Gesichtshälfte zurückgeblieben.

8.7.6 Unnötige Diagnostik

Gelegentlich kann auch ein „Zuviel" an Diagnostik zu Behandlungsfehlern führen. Eine nicht indizierte Übertherapie basiert häufig auf nicht indizierten Untersuchungen. Nur selten wird ein solches Abweichen vom ärztlichen Standard von Patientenseite beklagt, aber im folgenden Fall hat der Patient die Gutachterkommission um eine Stellungnahme gebeten.

Der 38-jährige Patient hat sich wegen einer Pollenallergie und mehrerer Nahrungsmittelunverträglichkeiten in einer Praxis mit naturheilkundlichem Schwerpunkt vorgestellt. Trotz Fehlens entsprechender anamnestischer Hinweise wurden eine Genanalyse auf Laktoseintoleranz sowie ein sog. LTT-Test auf Borreliose veranlasst. Beide Tests waren positiv, und es wurden strenge Diätempfehlungen ausgesprochen sowie eine mehrmonatige Antibiotikatherapie verschrieben[57].

Die Durchführung der umstrittenen diagnostischen Maßnahmen ohne klinische Fragestellung und die darauf basierenden Therapieempfehlungen wurden als Behandlungsfehler gewertet. Wie sich später herausstellte, hat eine Borreliose nicht vorgelegen. Da der Patient die Antibiotika selbstständig nicht eingenommen hat, ist aber kein Schaden entstanden.

8.7.7 Zufallsbefunde

Häufig tritt die Frage auf, ob auch Zufallsbefunde, also Ergebnisse, die ohne konkrete Fragestellung im Rahmen anderer diagnostischer Maßnahmen erhoben wurden, zu beachten und auszuwerten sind. Hierzu hat der Bundesgerichtshof Stellung genommen[58].

Die Patientin musste wegen eines Meniskusschadens im Knie operiert werden. Bei einem vom Anästhesisten veranlassten Röntgenbild der Lunge, das zur Frage der operativen Risiken durchgeführt wurde, fand sich als Zufallsbefund eine zwei Zentimeter messende Verdichtungszone in der rechten Lunge, die nicht bemerkt wurde. Ein Jahr danach stellte sich ein Karzinom im rechten Lungenflügel dar, an dessen Folgen die Patientin später verstarb. Wäre das Karzinom früher festgestellt worden, hätte es möglicherweise bereits vor der Metastasierung entfernt werden können.

---

57 GaK-ÄkNo 2011/8075
58 BGH vom 21.12.2011, VI ZR 284/09

Diesen Befund nicht erkannt zu haben, wurde als Behandlungsfehler eingestuft, obgleich die Frage eines Lungenherdes gar nicht zur Fragestellung der Untersuchung gehörte.

Der BGH hat im Zusammenhang mit dem zitierten Urteil folgende Leitsätze formuliert:

> Den Arzt verpflichten auch die Ergebnisse solcher Untersuchungen zur Einhaltung der berufsspezifischen Sorgfalt, die medizinisch nicht geboten waren aber trotzdem – beispielsweise aus besonderer Vorsicht – veranlasst wurden.

> Der für die Auswertung des Befundes im konkreten Fall medizinisch verantwortliche Arzt hat all die Auffälligkeiten zur Kenntnis und zum Anlass für die gebotenen Maßnahmen zu nehmen, die er aus berufsfachlicher Sicht seines Fachbereichs unter Berücksichtigung der in seinem Fachbereich vorausgesetzten Kenntnisse und Fähigkeiten sowie der Behandlungssituation feststellen muss. Vor in diesem Sinne für ihn erkennbaren Zufallsbefunden „darf er nicht die Augen verschließen".

Das Gericht begründet sein Urteil insgesamt damit, dass „das Wohl des Patienten oberstes Gebot und Richtschnur jeden ärztlichen Handelns ist". Daraus ergebe sich eine ärztliche Fürsorgepflicht.

> **Auch Zufallsbefunde, also Ergebnisse, die ohne konkrete Fragestellung im Rahmen anderer diagnostischer Maßnahmen erhoben wurden, sind zu beachten und auszuwerten. Eine Nicht-Beachtung kann zu einem Diagnosefehler führen.**

8.8 Der „grobe" Diagnosefehler

Bekanntlich ist die Qualifizierung eines Behandlungsfehlers als „einfach" oder als „grob" von erheblicher Bedeutung für die Frage der Beweislast im Haftungsrecht. Grobe Behandlungsfehler führen zu einer Beweiserleichterung für den Patienten bis hin zu einer vollständigen Beweislastumkehr. Diese Regelungen lassen sich vollständig auf die Diagnostik übertragen. Auch hier gilt, dass ein Diagnosefehler, der aus objektiver Sicht nicht mehr verständlich erscheint, weil er einem Arzt schlechterdings nicht unterlaufen darf, als grob einzustufen ist.

Ein fundamentaler – grober – Diagnosefehler liegt bei einem schweren Verstoß gegen die Regeln der ärztlichen Kunst vor. Ein solcher fundamentaler Diagnosefehler besteht z. B. dann, wenn die richtige Diagnose schon zum Basiswissen von Examenskandidaten gehört oder wenn die fälschlich angenommene Ursache derart unwahrscheinlich ist, dass hier ein Verstoß gegen medizinische Erkenntnisse und Erfahrungen zu bejahen ist. Die Schwelle, von der ab ein Diagnoseirrtum als schwerer Verstoß gegen die Regeln der ärztlichen Kunst zu beurteilen ist, wird in der Rechtsprechung allerdings recht hoch angesetzt.

Das Landgericht Mainz hat im folgenden Fall einen groben Diagnosefehler gesehen:

Ein 37-jähriger Rettungssanitäter klagte über Schmerzen in der linken Körperhälfte, die er selbst als eingeklemmten Nerv interpretierte. Der Arzt übernahm ohne genaue Anamnese über die Art der Beschwerden, die erstmalig aufgetreten waren, diese Diagnose. Wenig später verstarb der Patient an einem Herzinfarkt.

Das Landgericht ging von einem groben Behandlungsfehler aus, da der Arzt trotz vorhandener Leitsymptome keine internistische Untersuchung angeordnet hatte. Er hätte sich nicht auf die fehlerhafte Interpretation des Patienten verlassen dürfen.

Das OLG Koblenz bestätigte den Diagnosefehler und den sich daraus ergebenden groben Behandlungsfehler, begründete dies aber mit dem Konstrukt des Befunderhebungsfehlers[59].

Ein Diagnosefehler wird insbesondere dann zu einem vorwerfbaren Behandlungsfehler, wenn der Arzt bewusst und leichtfertig gegen die medizinischen Kunstregeln verstoßen oder wenn er medizinische Standards nicht gewissenhaft eingehalten hat und ihm daher grobe Versäumnisse vorgeworfen werden können. Da allerdings schon für die Einstufung als behandlungsfehlerhafter Diagnosefehler Versäumnisse vorliegen müssen, die über einen Diagnoseirrtum hinausgehen, treten grobe Diagnosefehler mit der Folge der Beweiserleichterung vergleichsweise selten auf. Häufiger kommt es, wie unten ausgeführt, im Zusammenhang mit Befunderhebungsfehlern zu einer Beweislastumkehr.

8.9 Befunderhebungsfehler

Ein Sonderfall des groben Behandlungsfehlers, der sich aus einem Diagnosefehler ergeben kann, bezieht sich auf das manchmal schwer zu verstehende Konstrukt des „Befunderhebungsfehlers", das in der Rechtsprechung seit längerer Zeit zu Grunde gelegt wird, jetzt aber erstmals gesetzlich geregelt ist[60]. Es heißt hier im Zusammenhang mit der Beweislastumkehr durch grobe Behandlungsfehler:

Dies gilt auch dann, wenn es der Behandelnde unterlassen hat, einen medizinisch gebotenen Befund rechtzeitig zu erheben oder zu sichern, soweit der Befund mit hinreichender Wahrscheinlichkeit ein Ergebnis erbracht hätte, das Anlass zu weiteren Maßnahmen gegeben hätte, und wenn das Unterlassen solcher Maßnahmen grob fehlerhaft gewesen wäre.

---

59 5 U 857/11)
60 § 630h Abs. 5 BGB

Ein Befunderhebungsfehler, bei dem ein „einfacher" Diagnosefehler zu einem groben Behandlungsfehler führen kann, liegt vor, wenn drei Bedingungen erfüllt sind:
1. Es wurde behandlungsfehlerhaft versäumt, eine medizinisch gebotene Befunderhebung vorzunehmen.
2. Bei der Befunderhebung wäre mit hinreichender Wahrscheinlichkeit ein Ergebnis erbracht worden, das Maßnahmen erfordert hätte.
3. Das Unterlassen solcher Maßnahmen wäre grob fehlerhaft gewesen.

Es handelt sich also um ein zweistufiges Bewertungsverfahren mit dem hypothetischen Zwischenprodukt des vermutlichen Befundes. Über den Befunderhebungsfehler kann ein „einfacher" Diagnosefehler zu einem „groben" Behandlungsfehler mit der Folge der Beweislastumkehr werden, wenn sich die Verkennung des zu unterstellenden Befundes oder die (gedachte) Nichtreaktion hierauf als grob fehlerhaft darstellen würde[61].

Bei dem 81-jährigen Patienten war es nach mehrtägigen Infusionsbehandlungen zu teilweise heftigen wechselnden Gelenkbeschwerden gekommen, schließlich zu einer deutlichen Verschlechterung des Allgemeinzustandes mit Erbrechen, Sprachstörungen und motorischen Störungen. Laboruntersuchungen fanden nicht statt. Nach einer auf Drängen der Angehörigen erfolgten Verlegung in ein anderes Krankenhaus wurde eine Staphylokokkensepsis (bakterielle „Blutvergiftung") diagnostiziert, an der der Patient nach wenigen Tagen verstarb[62].

Von der Gutachterkommission wurde ein Diagnosefehler angenommen, weil eine Abklärung der neu aufgetretenen Befunde nicht vorgenommen wurde. Dieser Befunderhebungsfehler, die Nicht-Durchführung von Laboruntersuchungen, führt hier zu einem groben Behandlungsfehler mit der Folge einer Beweislastumkehr, denn mit großer Wahrscheinlichkeit wäre der Befund einer beginnenden Staphylokokkensepsis erhoben worden, den nicht zu behandeln ein grober Behandlungsfehler gewesen wäre.

Bei dem folgenden Beispiel eines Befunderhebungsfehlers ist bemerkenswert, dass dieser sich hier nicht auf einen konkreten Befund bezieht, sondern allgemein auf eine mangelnde Abklärung und eine unterlassene Überweisung zu einem Facharzt.

Die klagende Patientin war vom Facharzt für Allgemeinmedizin wegen rechtsseitiger Schmerzen beim Gehen über einen Zeitraum von mehreren Jahren mit schmerzstillenden Injektionen behandelt worden. Nach Ablauf von vier Jahren wurde ein Verschluss der Arteria iliaca communis (große Beckenschlagader) rechts diagnostiziert, der operativ versorgt werden musste. Wegen mehrerer Gefäßverschlüsse im rechten Bein musste zweimal eine Thrombusentfernung durchgeführt werden, und schließlich musste das rechte Bein im Kniegelenk amputiert werden[63].

---

61 BGH NJW 2003, 2827
62 GaK-ÄkNo 2010/0439
63 OLG München, 1 U 5220/10

Nach Auffassung des Gerichts war die Diagnose einer Erkrankung des Bewegungsapparates zunächst vertretbar, durfte aber spätestens dann nicht mehr ohne Wenn und Aber aufrechterhalten werden, nachdem computertomographische Untersuchungen keine relevanten Befunde für eine degenerative Veränderung ergeben hatten und nachdem jahrelang eine erfolglose Therapie durchgeführt worden war. In dieser Situation wäre eine Gefäßerkrankung differentialdiagnostisch zu berücksichtigen gewesen, wobei insbesondere die Begleitumstände (Übergewicht, Nikotinabusus, Einnahme von Kontrazeptiva) hätten berücksichtigt werden müssen. Die Nichtabklärung bzw. mangelnde Überweisung zu einem Facharzt wurde als einfacher Befunderhebungsfehler gewertet. Trotzdem führt dieser einfache Befunderhebungsfehler zu einer Beweislastumkehr, weil sich bei Erhebung des fehlerhaft versäumten Befundes mit hinreichender Wahrscheinlichkeit ein so gravierendes Ergebnis ergeben hätte, dass sich dessen Verkennung oder die Nichtreaktion auf dieses als grob fehlerhaft darstellen würde.

8.9.1 Missbräuchliche Vorwürfe von Befunderhebungsfehlern

Unter der Annahme, dass mit der Benennung eines Befunderhebungsfehlers vergleichsweise leicht eine Beweislastumkehr zu erreichen sei, wird immer häufiger ein solcher Vorwurf erhoben. Die Gutachterkommission für ärztliche Behandlungsfehler musste sich mit dem Antrag eines Anwalts befassen, der einen Behandlungsfehler bei der klinischen Betreuung seiner Mutter beklagt hatte. In seinem Schreiben hatte er direkt die juristische Bewertung als Befunderhebungsfehler mit Beweiserleichterung vorgezeichnet.

Die Patientin war mit der Verdachtsdiagnose eines Schlaganfalls eingeliefert worden. Nach intensiver Stufen-Diagnostik, die nicht zu beanstanden war, war die Patientin sieben Stunden nach Aufnahme akut an einem disseziierenden thorakalen Aortenaneurysma (Wandeinriss der Hauptschlagader) verstorben. Bis zum Todeszeitpunkt gab es keine richtungsweisenden Befunde, die auf eine solche Erkrankung hätten schließen lassen können[64].

Der Anwalt hatte moniert, dass nicht gleich nach Aufnahme eine spezifische Diagnostik zum Ausschluss eines Aneurysmas erfolgt war. Er hatte dabei nicht nur übersehen, dass die diagnostischen Abläufe sachgerecht waren, dass also kein Diagnosefehler vorlag, sondern auch, dass sich bei ggf. erweiterten diagnostischen Maßnahmen kein „hypothetischer Befund" mit einer Indikation für eine Intervention ergeben hätte, mit der der Tod seiner Mutter hätte verhindert werden können.

Die Annahme eines Befunderhebungsfehlers, hier vorgetragen von einem Fachanwalt für Medizinrecht, war also aus mehreren Gründen nicht haltbar.

---

64 GäK-ÄkNo 2014/1424

Ärzte schulden den Patienten eine ordnungsgemäße Selbstbestimmungsaufklärung (s. u.), die die Risikoaufklärung einschließt. Eine unterbliebene Aufklärung stellt eine Verletzung des Behandlungsvertrages dar, ist aber selbst kein Behandlungsfehler und führt nicht unmittelbar zu einem Haftungsanspruch. Trotzdem werden beim Versuch der Durchsetzung von Haftungsansprüchen zunehmend Aufklärungsrügen geltend gemacht, denn indirekt kann durch eine unterbliebene Aufklärung ein Behandlungsfehler entstehen.

Nach ständiger Rechtsprechung wird jeder ärztliche Eingriff in die körperliche Unversehrtheit als tatbestandsmäßige Körperverletzung angesehen. Der ärztliche Heileingriff ist daher grundsätzlich nur dann rechtmäßig, wenn der Patient in den Eingriff eingewilligt hat und der Eingriff fachgerecht durchgeführt worden ist. Eine Einwilligung setzt aber voraus, dass der Patient über die Bedeutung und Tragweite des Eingriffs aufgeklärt worden ist. Die wesentliche Funktion der Aufklärung liegt also darin, das Selbstbestimmungsrecht des Patienten zu wahren. Ein Eingriff ohne Einwilligung nach ordnungsgemäßer Aufklärung ist somit rechtswidrig und kann auch ohne einen konkret nachgewiesenen Behandlungsfehler und ohne besondere Beweisanforderungen zu einer Haftung des Arztes führen. Weil Aufklärungsmängel sehr viel leichter zu belegen sind als Behandlungsfehler im engeren Sinne, wird dieser Weg von Patienten und deren Anwälten sehr häufig bevorzugt.

> **Die mit jedem Eingriff in die körperliche Unversehrtheit verbundene Körperverletzung wird erst durch die Einwilligung des Patienten rechtmäßig. Die Einwilligung setzt eine ordnungsgemäße Einwilligung voraus.**

Um sich vor Haftungsansprüchen wegen mangelhafter Risikoaufklärung zu schützen, werden oftmals auch sehr entfernte Risiken genannt, selbst wenn deren Realisierung im konkreten Fall ganz unwahrscheinlich ist. Dadurch bleibt es nicht aus, dass bei vielen Patienten unnötige Ängste entstehen oder dass wichtige Eingriffe gar wegen unüberwindlicher Ängste abgelehnt werden. Auch wenn der Arzt versucht, unangemessene Ängste in einem vertrauensvollen und einfühlsamen Gespräch abzubauen, lassen sich diese leider nicht immer vermeiden.

Es wäre kaum durchführbar, für jeden kleinen „Bagatelleingriff" (z. B. Legen einer Venen-Verweilkanüle) eine Einwilligung nach Aufklärung zu verlangen. Dies wird in der Praxis auch nicht gefordert. Für den Arzt ergibt sich aber leider das Problem, dass der Begriff „Bagatelleingriff" nicht definiert ist. Es kann also passieren, dass ein häufig durchgeführter harmloser Routineeingriff nachträglich als einwilligungspflichtig und damit als nicht rechtmäßig durchgeführt betrachtet wird.

In einem Zivilverfahren hat letztlich der Jurist und nicht ein sachkundiger Arzt oder ein medizinisches Expertengremium darüber zu entscheiden, ob eine Aufklärung sachgerecht erfolgt ist. Der Jurist ist aber auch hierbei auf die Expertenmeinung angewiesen, wenn z. B. die Frage zu beantworten ist, ob es sich bei einer eingetretenen Komplikation um die Realisierung eines „typischen" Risikos gehandelt hat. Auch die Frage nach der Existenz von Behandlungsalternativen, über die hätte aufgeklärt werden müssen, kann nur ein fachkundiger Arzt beurteilen.

Die Anforderungen an eine ordnungsgemäße Aufklärung entwickeln sich entsprechend der Gesetzeslage und der Rechtsprechung regelmäßig weiter. So wurden die Empfehlungen der Krankenhausgesellschaft Nordrhein-Westfalen zur Aufklärung von Krankenhauspatienten über vorgesehene ärztliche Maßnahmen nach Inkrafttreten des Patientenrechtegesetzes vom Februar 2013 erneut aktualisiert [11]. In dieser Schrift werden alle Aspekte für eine rechtssichere Aufklärung zusammengefasst.

9.2 Rechtliche Grundlagen

Nach dem „Gesetz zur Verbesserung der Rechte von Patientinnen und Patienten" vom 26.02.2013, Patientenrechtegesetz genannt, wurde der Behandlungsvertrag mit seinen Rechten und Pflichten verankert. Dort sind auch die Voraussetzungen für eine Einwilligung geregelt[65]. Wörtlich heißt es:

> Der Behandelnde hat zu beweisen, dass er eine Einwilligung gemäß § 630d eingeholt und entsprechend den Anforderungen des § 630e aufgeklärt hat. Genügt die Aufklärung nicht den Anforderungen des § 630e, kann der Behandelnde sich darauf berufen, dass der Patient auch im Fall einer ordnungsgemäßen Aufklärung in die Maßnahme eingewilligt hätte.

Zu den vertragstypischen Pflichten aus dem Behandlungsvertrag gehören die fachgerechte Behandlung, die Mitwirkung der Vertragsparteien, Informationspflichten des Behandlers, die Einwilligung des Patienten, die Aufklärungspflicht des Behandlers, die Dokumentation der Behandlung, die Einsichtnahme in die Patientenakte und die Beweislast bei der Haftung für Behandlungs- und Aufklärungsfehler.

Die Regelungen zur Aufklärung finden sich ebenfalls im BGB[66]. Wegen der großen Bedeutung der Aufklärung bei Haftpflichtansprüchen werden Auszüge aus den gesetzlichen Regelungen hier im Wortlaut wiedergegeben.

> Der Behandelnde ist verpflichtet, den Patienten über sämtliche für die Einwilligung wesentlichen Umstände aufzuklären. Dazu gehören insbesondere Art, Umfang, Durchführung, zu erwartende Folgen und Risiken der Maßnahme sowie ihre Notwendigkeit, Dringlichkeit, Eignung und Erfolgsaussichten im Hinblick auf die Diagnose oder die Therapie. Bei der Aufklärung ist auch

---

65 § 630h Abs. 2 BGB
66 § 630 c-e BGB

auf Alternativen zur Maßnahme hinzuweisen, wenn mehrere medizinisch gleichermaßen indizierte und übliche Methoden zu wesentlich unterschiedlichen Belastungen oder Heilungschancen führen können.

Der Aufklärung des Patienten bedarf es nicht, soweit diese ausnahmsweise aufgrund besonderer Umstände entbehrlich ist, insbesondere, wenn die Maßnahme unaufschiebbar ist oder der Patient auf die Aufklärung ausdrücklich verzichtet hat.

Vor Durchführung einer medizinischen Maßnahme, insbesondere eines Eingriffs in den Körper oder die Gesundheit, ist der Behandelnde verpflichtet, die Einwilligung des Patienten einzuholen. Ist der Patient einwilligungsunfähig, ist die Einwilligung eines hierzu Berechtigten einzuholen, soweit nicht eine Patientenverfügung nach § 1901 a Abs. 1 S. 1 die Maßnahme gestattet oder untersagt. Kann eine Einwilligung für eine unaufschiebbare Maßnahme nicht rechtzeitig eingeholt werden, darf sie ohne Einwilligung durchgeführt werden, wenn sie dem mutmaßlichen Willen des Patienten entspricht.

Die Wirksamkeit der Einwilligung setzt voraus, dass der Patient oder im Falle des Abs. 1 S. 2 der zur Einwilligung Berechtigte vor der Einwilligung nach Maßgabe von § 630 e Abs. 1 bis 4 aufgeklärt worden ist. Die Einwilligung kann jederzeit und ohne Angaben von Gründen formlos widerrufen werden.

9.3 Anforderungen an die Durchführung der Aufklärung

9.3.1 Verantwortlichkeit für die Aufklärung

Die Durchführung der Information und Aufklärung obliegt dem Arzt; sie darf nicht an nichtärztliches Hilfspersonal delegiert werden. Der Arzt ist verpflichtet, dem Patienten in verständlicher Weise zu Beginn der Behandlung und, soweit erforderlich, in deren Verlauf sämtliche für die Behandlung wesentlichen Umstände zu erläutern, insbesondere die Diagnose, die voraussichtliche gesundheitliche Entwicklung, die Therapie und die zu und nach der Therapie zu ergreifenden Maßnahmen.

Die Erläuterung der Diagnose betrifft die Information des Patienten über die Art und Schwere seines Leidens unabhängig von der Einwilligung in einen diagnostischen oder therapeutischen Eingriff. Insbesondere im Hinblick auf eine geplante Therapie ist dem Patienten die ärztliche Diagnose mitzuteilen.

Bei dem aufklärenden Arzt muss es sich zwar nicht ausnahmslos um den Arzt handeln, der letztlich den Eingriff vornimmt, dieser hat jedoch in jedem Einzelfall sicherzustellen, dass eine vollständige Aufklärung durch einen anderen sachkundigen Arzt stattgefunden hat, der über eine zur Durchführung der Maßnahme notwendige Ausbildung verfügt (Facharztstandard). Zusätzlich ist der Nachweis zu erbringen, dass sich der behandelnde Arzt über Eignung und Zuverlässigkeit des aufklärenden Arztes vergewissert hat.

Wirken mehrere Ärzte im Rahmen einer Behandlung zusammen, so sollte grundsätzlich jeder von ihnen über seinen Behandlungsanteil aufklären. Es muss aber sichergestellt sein, dass die Aufklärung die abgestimmte Gesamtbehandlung zutreffend erfasst.

9.3.2 Form der Aufklärung

Die Aufklärung muss individuell in einem Gespräch mit dem Patienten erfolgen und dokumentiert werden. Hierzu werden meist vorgedruckte Aufklärungsbögen benutzt. Diese können das erforderliche Arztgespräch jedoch nicht ersetzen, sondern nur unterstützen. Der Arzt hat sich in jedem Fall davon zu überzeugen, dass der Patient die schriftlichen Hinweise gelesen und verstanden hat. Darüber hinaus muss dem Patienten die Möglichkeit gegeben werden, individuelle Fragen zu stellen.

Das Aufklärungsgespräch und die Einwilligungserklärung sind schriftlich zu dokumentieren und in der Patientenakte aufzubewahren. Dem Patienten sind Abschriften von Unterlagen auszuhändigen, die er im Zusammenhang mit der Aufklärung oder Einwilligung unterzeichnet hat.

Nach allgemeiner Rechtsprechung ist eine Aufklärung „im Großen und Ganzen" erforderlich. Das heißt, dass der Arzt den Patienten über die Grundzüge der vorgesehenen Untersuchung oder Behandlung aufklären muss, nicht jedoch über alle medizinischen Einzelheiten. Dabei sind die Anforderungen an den Umfang der Aufklärung abhängig von der Dringlichkeit und Schwere des Eingriffs und dessen Folgen.

Die Aufklärung muss in einer für den Patienten – als medizinischem Laien – wahrheitsgemäßen, behutsamen und verständlichen Weise erfolgen. Der Patient soll eine allgemeine Vorstellung von dem Schweregrad der in Betracht stehenden ärztlichen Behandlung bekommen. Ihm sind die Belastungen für seine Lebensführung und die Risiken – nach Richtung, Gewicht und Häufigkeit –, denen er sich in der Behandlung ausgesetzt sieht, zu vermitteln. Auf Fragen des Patienten hat der Arzt wahrheitsgemäß, vollständig und verständlich zu antworten.

Die Aufklärung muss individuell, mündlich, rechtzeitig, wahrheitsgemäß und verständlich durch einen Arzt erfolgen, und der Patient muss die erfolgte Aufklärung, soweit sie schriftlich vorgenommen wurde, mit seiner Unterschrift bestätigen.

Die Forderung nach einer mündlichen Aufklärung wird in der Rechtsprechung sehr hoch bewertet. Dies ergibt sich aus einem Urteil des OLG Koblenz vom 29.10.2014[67].

---

67 5 U 732/14, VersR 2015/15

Der Patient ließ sich wegen seiner Kurzsichtigkeit mit einer Lasik (Laser-in-situ-Keratomileusis) behandeln. Als Folge des Eingriffs kam es zu einer 50 %igen Sehkraftverminderung. Nach Vorbringen des Arztes wurde mit dem Patienten der anstehende Eingriff ausführlich erörtert, wobei auch angesprochen worden sei, dass das Risiko einer nicht behebbaren Sehverschlechterung und im Extremfall der Erblindung bestehe. Dieses Risiko sei auch in einem Aufklärungsbogen genannt worden, den er dem Kläger ausgehändigt habe. Der Patient hat sogar ein Formblatt unterzeichnet, in dem er bestätigte, dass er den Aufklärungsbogen gelesen und verstanden habe. In diesem vorgedruckten Aufklärungsbogen waren vom beklagten Arzt handschriftlich „Entzündungszeichen, Relasik-Möglichkeiten, keine Garantie für Sehleistungen ohne Brille" als mögliche Komplikationen eingetragen, nicht jedoch eine Sehverschlechterung.

Nach Auffassung des Gerichts war die Risikoaufklärung unvollständig. Da der Kläger nachvollziehbar dargelegt hat, dass er sich bei einer genügenden Aufklärung nicht der Lasik unterzogen hätte, haftet der Arzt für die Folgen des Eingriffs. Das Gericht bekräftigte in der Urteilsbegründung die Regel, dass eine schriftliche Patienteninformation das ärztliche Aufklärungsgespräch allenfalls bei Routineeingriffen mit Massencharakter ersetzen könne.

9.3.3 Zeitpunkt der Aufklärung

Die Bedeutung des Selbstbestimmungsrechts des Patienten verlangt die Rechtzeitigkeit von Aufklärung und Einwilligung, um dem Patienten eine Überlegungsfreiheit ohne vermeidbaren Zeitdruck zu gewährleisten. Deshalb muss die Aufklärung so rechtzeitig erfolgen, dass der Patient seine Entscheidung über die Einwilligung wohlüberlegt treffen kann. Es muss stets gesichert sein, dass die eigenständige Entscheidung des Patienten für oder gegen den Eingriff in Ruhe und ohne psychischen Druck möglich ist. Bei planbaren Eingriffen soll die Aufklärung deshalb spätestens am Vortag erfolgen.

9.3.4 Aufklärungsverzicht

Gibt der Patient klar und deutlich zu verstehen, dass er eine Aufklärung nicht wünscht, so kann diese ausnahmsweise unterbleiben. Im Rahmen eines solchen Aufklärungsverzichtes muss deutlich zu erkennen sein, dass der Patient seinem Arzt alles vertrauensvoll überlässt. Ein wirksamer Aufklärungsverzicht liegt nur dann vor, wenn der Arzt davon überzeugt ist, dass sich der Patient der Bedeutung des Verzichtes bewusst ist. Aus der Tatsache, dass der Patient keine Fragen stellt, kann nicht auf einen Aufklärungsverzicht geschlossen werden.

Ein Aufklärungsverzicht sollte die Ausnahme sein und ist in jedem Fall zu dokumentieren und aus Gründen der Beweissicherung vom Patienten gegenzuzeichnen.

9.3.5 Aufklärung fremdsprachiger Patienten

Bei der Aufklärung fremdsprachiger Patienten ist in besonderer Weise darauf zu achten und sicherzustellen, dass der betreffende Patient die Erklärungen des Arztes nachvollziehen kann. Ist bei einem ausländischen Patienten nicht sicher, ob dieser die Erläuterungen versteht, ist eine sprachkundige Person hinzuzuziehen. Dies können Angehörige des Patienten, sprachkundige Angestellte des Krankenhauses oder ein professioneller Dolmetscher sein.

Das Gleiche gilt für die Aufklärung von Patienten, die aufgrund einer Behinderung beim Sprachverständnis Defizite aufweisen, wie z. B. gehörlose Patienten. Hier ist ggfs. ein Gebärdendolmetscher hinzuzuziehen. Die übersetzende Person ist auf dem Aufklärungsbogen namentlich zu benennen.

9.3.6 Minderjährige Patienten

Bei minderjährigen Patienten sind Zustimmungsträger und Aufklärungsadressat grundsätzlich beide Eltern. Diese können sich gegenseitig freiwillig, ausdrücklich oder durch formelle Funktionsteilung ermächtigen, für den anderen Elternteil mitzuentscheiden.

Minderjährige sind einwilligungsfähig, wenn sie in der Lage sind, die Bedeutung und Tragweite des Eingriffs zu erfassen. Die Einwilligungsfähigkeit ist nicht gleichzusetzen mit der Geschäftsfähigkeit im Sinne des Bürgerlichen Rechts. Auch bei fehlender Geschäftsfähigkeit sind Kinder und Jugendliche in groben Zügen über den vorgesehenen Eingriff und dessen Verlauf zu informieren, wenn und so weit sie in der Lage sind, die ärztlichen Maßnahmen zu verstehen. Ist der Patient nahezu volljährig, darf ein ärztlicher Eingriff nicht gegen seinen Willen durchgeführt werden.

Willigt ein einsichtsfähiger Minderjähriger ein, verweigern die Eltern jedoch die Einwilligung in eine dringend notwendige Maßnahme, ist eine familiengerichtliche (Eil-)Entscheidung einzuholen.

9.3.7 Einwilligungsunfähige Patienten

Bei einwilligungsunfähigen volljährigen Patienten ist der in einer Patientenverfügung, Vorsorgevollmacht oder Betreuungsverfügung niedergelegte Wille zu beachten. Soweit ein berechtigter Vertreter (z. B. Betreuer oder Gesundheitsbevollmächtigter) vorhanden ist, ist dessen Erklärung, die sich immer am Willen des Patienten zu orientieren hat, maßgeblich. Dem Patienten sind jedoch die wesentlichen Umstände für die Einwilligung entsprechend seinem Verständnis zu erläutern, soweit dieser aufgrund seines Entwicklungsstandes und seiner Verständnismöglichkeiten in der Lage ist, die Erläuterung aufzunehmen und soweit dies seinem Wohl nicht zuwiderläuft.

Sind ärztliche Entscheidungen zu treffen, bevor ein Betreuer bestellt ist, und kann eine Einwilligung für eine unaufschiebbare Maßnahme nicht rechtzeitig eingeholt werden, darf sie ohne Einwilligung durchgeführt werden, wenn sie dem mutmaßlichen Willen des Patienten entspricht. Hierzu sind ggfs. dem Patienten nahestehende Personen zu befragen.

9.3.8 Einwilligung und mutmaßliche Einwilligung

Die Wirksamkeit der Einwilligung setzt voraus, dass der Patient oder, im Falle der Einwilligungsunfähigkeit, der zur Einwilligung Berechtigte vor der Einwilligung umfassend und rechtzeitig aufgeklärt wurde. Die von einem Patienten aufgrund der Aufklärung gegebene Einwilligung deckt nur solche Eingriffe ab, die Gegenstand des Aufklärungsgesprächs gewesen sind. Ist für den Arzt vorhersehbar, dass möglicherweise ein operativer Eingriff auf weitere Bereiche ausgedehnt werden muss, so ist der Patient hierüber vor dem Eingriff aufzuklären. Die Einwilligung kann vom Patienten jederzeit und ohne Angabe von Gründen formlos widerrufen werden. Der Widerruf ist auf dem Aufklärungsbogen zu dokumentieren.

Bei einer nicht vorhersehbaren, sich erst intraoperativ ergebenden Notwendigkeit der Änderung oder Erweiterung des Eingriffs hat der Arzt die Risiken der Durchführung des erweiterten Eingriffs abzuwägen und danach eine Entscheidung über die Operationsunterbrechung zum Zweck der Einholung der Einwilligung vom Patienten zu treffen. Hierbei hat der Arzt den mutmaßlichen Willen des Patienten zu berücksichtigen. Eine mutmaßliche Einwilligung liegt in der Regel vor, wenn angenommen werden kann, dass ein verständiger Kranker in dieser Lage bei angemessener Aufklärung in den Eingriff eingewilligt hätte – es sei denn, dieser Patient hätte sich vorher anders geäußert. Zur Erforschung des wirklichen oder mutmaßlichen Willens kann sich ein Gespräch mit nahe stehenden Personen empfehlen. Auch schriftliche vom Patienten abgegebene Erklärungen können ein Indiz für seinen mutmaßlichen Willen sein. Diese Grundsätze gelten auch bei bewusstlosen Patienten.

9.4 Sonderformen der Aufklärung

9.4.1 Risikoaufklärung

Im Rahmen der Risikoaufklärung, die Teil der umfassenderen Selbstbestimmungsaufklärung ist, ist dem Patienten ein allgemeines Bild von der Schwere und Richtung des konkreten Risikospektrums des geplanten Eingriffs zu vermitteln, insbesondere muss ihm ein zutreffender Eindruck über mögliche dauernde oder vorübergehende Nebenfolgen des ärztlichen Eingriffs verschafft und die Auswirkungen auf seine Lebensführung müssen dargestellt werden.

Über Risiken, die mit der Eigenart eines Eingriffs spezifisch verbunden sind (typische Risiken), ist unabhängig von der Komplikationsrate in jedem Fall aufzuklären. Bei anderen Risiken (atypischen Risiken) ist die Aufklärung in der Regel abhängig von der Komplikationsrate. Auch über sehr seltene Risiken ist dann aufzuklären, wenn sie bei einer Verwirklichung die Lebensführung des Patienten nachhaltig belasten.

9.4.2 Aufklärung über Behandlungsalternativen

Stehen für eine medizinisch sinnvolle und indizierte Therapie mehrere medizinisch gleichermaßen indizierte und übliche Behandlungsmethoden zur Verfügung, die sich hinsichtlich Belastungen, Risiken oder Heilungschancen wesentlich voneinander unterscheiden, so muss die Aufklärung auch diese alternativen Untersuchungs- und Behandlungsmöglichkeiten sowie deren Risiken umfassen. Dies gilt nicht, wenn sich die gewählte Methode im Bereich der wissenschaftlich anerkannten Therapie hält, die zur Wahl stehende ebenfalls anerkannte Behandlungsmöglichkeit kein ins Gewicht fallendes geringeres Risiko verspricht und auch sonst keinen für den Patienten relevanten Vorteil bringt.

9.4.3 Therapeutische Information

Die therapeutische Information dient u. a. dazu, den Erfolg einer medizinischen Behandlung bei dem Patienten durch begleitende Maßnahmen/Verhaltensregeln sicherzustellen (z. B. Hinweis auf weitere Untersuchungen und Kontrollen, behandlungsbedingte Fahruntüchtigkeit, Diätvorschläge, Einnahme von Medikamenten) und ist wesentlicher Bestandteil der Behandlungspflicht. Der Arzt muss seinen Patienten im Hinblick auf sein zukünftiges Verhalten aufklären, ihn unterrichten und unterweisen, also alles tun, um ihn vor Schaden zu bewahren. Er muss ihn ggf. auch zur Mitarbeit anhalten. Dazu gehört ebenso, ihn über die Risiken und Folgen eines frühzeitigen Verlassens des Krankenhauses gegen ärztlichen Rat zu unterrichten.

9.4.4 Information über Behandlungsfehler

Sind für den Arzt Umstände erkennbar, die die Annahme eines Behandlungsfehlers begründen, hat er den Patienten über diese auf Nachfrage oder zur Abwendung gesundheitlicher Gefahren zu informieren. Der Arzt hat dem Patienten wahrheitsgemäß zu antworten. Dies gilt auch für mögliche Fehler, die durch Dritte verursacht wurden.

Eine gewisse Wahrscheinlichkeit, dass ein Behandlungsfehler tatsächlich vorliegt, reicht aus. Der Eintritt eines Schadens ist nicht erforderlich. Eine Recherchepflicht zur Abklärung möglicher, für den Arzt nicht erkennbarer Behandlungsfehler besteht nicht. Fragt der Patient nicht ausdrücklich nach Behandlungsfehlern, so besteht eine Informationspflicht des Arztes, wenn dies zur Abwendung von gesundheitlichen Gefahren für den Patienten erforderlich ist.

Erfolgt die Information durch den Arzt, dem ein Behandlungsfehler unterlaufen ist, so darf diese Information zu Beweiszwecken in einem Strafverfahren oder in einem Verfahren zu Ordnungswidrigkeiten nur mit seiner Zustimmung verwendet werden.

9.4.5 Wirtschaftliche Informationspflichten

Eine Verletzung dieser Informationspflicht ist weder direkt noch indirekt mit einem Behandlungsfehler verbunden, kann aber zu Haftungsansprüchen führen. Weiß der Arzt, dass eine vollständige Übernahme der Behandlungskosten durch einen Dritten, in der Regel den gesetzlichen Krankenversicherer, nicht gesichert ist, oder ergeben sich nach den Umständen hierfür hinreichende Anhaltspunkte, muss er den Patienten vor Beginn der Behandlung über die voraussichtlichen Kosten der Behandlung in Textform informieren. Die Information ist notwendig, damit der Patient die wirtschaftliche Tragweite seiner Entscheidung überschauen kann. Bei privat versicherten Patienten ist der Patient dafür verantwortlich, Kenntnisse über den Inhalt und Umfang seines Versicherungsvertrages zu haben.

9.4.6 Aufklärung bei Bluttransfusionen und Eigenblutspenden

Besteht die Möglichkeit, dass die Anwendung von Blutprodukten bei einer Operation oder bei chronischen Erkrankungen erforderlich wird, ist der Patient über die Infektionsgefahren (insb. Hepatitis und HIV) bei der Verwendung von Fremdblut aufzuklären. Soweit es nach dem Stand der medizinischen Wissenschaft vorgesehen ist, sind die zu behandelnden Patienten über die Möglichkeit der Anwendung von Eigenblut aufzuklären[68].

Bei der Eigenblutspende ist der Spender auch über seltene Risiken einschließlich deren Folgen aufzuklären, sofern sie der Spende spezifisch anhaften und im Falle ihrer Verwirklichung die Lebensführung des Spenders schwer belasten.

Ist eine Aufklärung des Patienten bei der Anwendung von Blutprodukten nicht möglich, z. B. in einer Notfallsituation, dann ist der Patient nachträglich über den Einsatz von Blutprodukten und insbesondere die damit verbundenen Infektionsrisiken aufzuklären.

---

68 § 13 Abs.1 S. 5 Transfusionsgesetz

9.5 Risikoaufklärung vor Medikamentengabe

Die Risikoaufklärung vor Medikamentengabe unterscheidet sich nicht prinzipiell von der Risikoaufklärung anderer Eingriffe. Dass vor jeder körperlichen Intervention eine Einwilligung nach ordnungsgemäßer Aufklärung des Patienten zu erfolgen hat, ist unstrittig. Viel schwieriger ist aber die Frage zu beantworten, wann und in welcher Form eine Aufklärung vor der Gabe eines Medikamentes stattzufinden hat. Auch die Medikamentengabe stellt bekanntlich eine medizinische Intervention dar, die mit Risiken verbunden ist.

Auf Grund der sehr umfangreichen Liste möglicher Nebenwirkungen bei fast allen Medikamenten würde jedoch eine vollständige Aufklärung über solche Risiken und Nebenwirkungen in der Praxis auf unüberwindliche Schwierigkeiten stoßen.

Es darf daher vorausgesetzt werden, dass sich der mündige Patient über das grundsätzliche Risiko einer jeden Medikamentengabe im Klaren ist. Auch Nebenwirkungen müssen bis zu einem bestimmten Grad hingenommen werden, denn nicht über jede denkbare Nebenwirkung kann vorab aufgeklärt werden.

Andererseits gibt es durchaus ernsthafte Risiken bei bestimmten Medikamenten, die eine Risikoaufklärung des Patienten erforderlich machen würden, so etwa eine Blutungsneigung unter Vitamin-K-Antagonisten (Marcumar) oder eine Innenohrschwerhörigkeit nach Gabe des Reserve-Antibiotikums Gentamicin.

Vor einigen Jahren erfolgte ein viel diskutiertes Urteil[69]: Eine 35-jährige Patientin mit regelmäßigem Zigarettenkonsum hatte von ihrem Hausarzt ein Ovulationshemmer-Präparat (Cyclosa) verschrieben bekommen. Nachdem sich bei der Patientin ein Schlaganfall entwickelt hatte, wurde der Arzt zur Haftung verurteilt, weil er die Patientin nicht darüber aufgeklärt hatte, dass Ovulationshemmer bei Raucherinnen zu einem erhöhten Risiko von Thrombosen und Schlaganfällen führen.

Dies hat zu großer Unsicherheit in der Ärzteschaft geführt. In dem Versuch, eine Rechtssicherheit bei der Risikoaufklärung von Arzneimittelgaben zu erreichen, wurde im Jahre 2006 eine Konferenz zwischen Ärzten und Juristen einberufen, auf der diese Fragen diskutiert wurden [12]. Leider hat sich herausgestellt, dass es keine verlässliche Grenze gibt, von der ab eine Aufklärung wegen besonderer Risiken zu erfolgen hat. Ob eine Aufklärung notwendig gewesen wäre, ergibt sich häufig erst im Zusammenhang mit einem Haftungsverfahren und einem Richterspruch. Die Juristen haben es sehr allgemein formuliert: Eine Aufklärung hat immer dann zu erfolgen, wenn für ein bestimmtes Medikament eine „typische" Nebenwirkung bekannt ist und wenn durch die Realisierung eines damit verbundenen Risikos die weitere Lebensgestaltung wesentlich beeinträchtigt wird.

---

69 BGH, Urteil vom 15.3.2005, – VI ZR 289/03

Eine Risikoaufklärung vor der Gabe eines Medikaments ist erforderlich, wenn für dieses Medikament typische Risiken bekannt sind, bei deren Realisierung die weitere Lebensgestaltung des Patienten wesentlich beeinträchtigt wäre.

Derartige Formulierungen sind „weich" und führen dazu, dass sich Ärzte bei der Gabe von Medikamenten regelmäßig in einem unkalkulierbaren Gefährdungsbereich bewegen. Dies wird am folgenden Beispiel deutlich.

Eine 31-jährige Patientin stellte sich notfallmäßig bei einem niedergelassenen Orthopäden wegen tiefsitzender Rückenbeschwerden vor. Der Arzt stellte die Diagnose einer akuten Lumbago (Rückenschmerz) mit Verdacht auf einen Bandscheibenvorfall. Er empfahl Wärmeanwendung und intermittierend Stufenbettlagerung sowie Physiotherapie und Streckbehandlung der Lendenwirbelsäule. Wegen der starken Schmerzen erfolgte eine schmerzlindernde Behandlung in Form eines sog. „Göttinger Tropfes" in dem 8 mg Dexamethason und 2,5 g Novalminsulfon (Metamizol) enthalten sind. Diese Infusionstherapie wurde insgesamt fünfmal durchgeführt, anschließend hat sich die Patientin nicht wieder bei dem Orthopäden vorgestellt.

Vier Tage nach der letzten Gabe von Metamizol wurde die Patientin wegen Fieber, starker Schluckbeschwerden und einer Verschlechterung des Allgemeinzustandes in einer HNO-Klinik aufgenommen. Im Blutbild wurde eine deutliche Leukopenie (Verminderung der weißen Blutkörperchen) von 0,6/nl festgestellt. Im weiteren Verlauf ergaben sich verschiedene Komplikationen, die einen längeren stationären Krankenhausaufenthalt mit anschließender Rehabilitationstherapie erforderlich machten[70].

Von dem Präparat Metamizol ist das Risiko einer Agranulozytose (deutlicher Abfall der Zahl der weißen Blutkörperchen) bekannt, wobei die Häufigkeit dieser schweren Nebenwirkung nicht eindeutig zu belegen ist. Es wird eine Häufigkeit zwischen 1 : 20.000 und 1 : 500.000 angenommen. Die o. g. Bedingungen, typische Nebenwirkungen und die Lebensgestaltung des Patienten deutlich beeinträchtigende Folgen, sind hier also eindeutig erfüllt. Eine Aufklärung über dieses Risiko ist ganz unabhängig von der sehr geringen Häufigkeit daher zu fordern.

Das Problem dieses Falles liegt darin, dass sich der niedergelassene Orthopäde so verhalten hat, wie andere Ärzte in Tausenden von Fällen vorgehen würden. Metamizol ist als ein gut verträgliches und wirksames Schmerzmittel bekannt, das bei einer Vielzahl von Indikationen breit eingesetzt wird. Trotzdem wurde von der Gutachterkommission bei der Ärztekammer Nordrhein festgestellt, dass vor der Behandlung der Patientin eine Aufklärung über die schwerwiegende Nebenwirkung hätte erfolgen müssen. Wegen dieser fehlenden Risikoaufklärung stellt die Verordnung eine rechtswidrige Körperverletzung dar, was in der Konsequenz einem Behandlungsfehler entspricht, denn der Arzt hat für die Folgen einzustehen. Es entlastet den Arzt nicht, dass auch in zwei weiterbehandelnden Kliniken schwere Behandlungsfehler aufgetreten

---

70 GaK-ÄkNo 2014/0485

sind, indem die Ursache der Leukopenie nicht richtig gedeutet wurde und sogar die
Therapie mit Metamizol fortgesetzt wurde.

9.6 Missbrauch von Aufklärungsrügen

Wie ausgeführt, ist es in vielen Fällen für Patienten und Anwälte verlockend, einen
Aufklärungsfehler geltend zu machen, wenn Behandlungsfehler anderer Art aus-
scheiden. Die Beweislage, ob eine Aufklärung stattgefunden hat oder nicht, ist meist
relativ eindeutig, so dass häufig die sehr schwierigen Abwägungen durch Sachverständige, ob eine Behandlung dem ärztlichen Standard entsprochen hat oder nicht,
vermieden werden können. Ein Aufklärungsmangel kann jedoch nur dann wirksam
angeführt werden, wenn plausibel ist, dass der Patient bei erfolgter Aufklärung eine
ernsthafte Entscheidungsoption gehabt hätte. In dem folgenden Beispiel ist zwar eindeutig, dass eine Aufklärung nicht stattgefunden hat. Andererseits muss aber auch
unterstellt werden, dass der Patient in seiner konkreten Situation der Durchführung
der angeführten Maßnahmen nicht widersprochen hätte. Der Fall zeigt deutlich, dass
eine Aufklärungsrüge versucht wurde, nachdem andere Vorwürfe, die einen Behandlungsfehler begründen können, nicht anerkannt werden konnten.

Der 69-jährige Patient, langjähriger Raucher mit Übergewicht, Diabetes und koronarer Herzerkran-
kung, wurde akut über den Notarzt eingeliefert, weil es zu einer schweren ketoazidotischen Entglei-
sung (Übersäuerung des Blutes) und starken Bauchschmerzen gekommen war. Vermutlich lag eine
Begleitperitonitis (Bauchfellentzündung) vor. Der Patient musste unverzüglich intensivmedizinisch
betreut werden und konnte in kurzer Zeit rekompensiert werden. Leider entwickelte sich an der Ein-
stichstelle eines arteriellen Zugangs eine Vereiterung mit beginnender Abszessbildung an der Arteria
radialis (Unterarmarterie) rechts. Nach mehreren chirurgischen Eingriffen ist es zu einer Defekthei-
lung mit ausgeprägter Narbenbildung gekommen[71].

Der Patient, selbst Arzt, machte gegenüber der Klinik einen Behandlungsfehler geltend, indem er eine mangelnde Sterilität beim Legen der arteriellen Kanüle
anführte. Dies konnte gutachterlich widerlegt werden, wobei auf das erhöhte Risiko
lokaler Entzündungsreaktionen bei dem vorbestehenden schlecht eingestellten Diabetes verwiesen wurde. In einem weiteren Schreiben hatte der Patient die Indikation
für die Anlage einer arteriellen Kanüle bestritten. Dies konnte gutachterlich ebenfalls ausgeräumt werden. Angesichts der schweren Ketoazidose (Übersäuerung des
Blutes) mit Exsikkose (Austrocknung) und des dadurch entstandenen lebensbedroh-
lichen Zustands gehörte bei den intensivmedizinischen Maßnahmen das Legen einer
arteriellen Verweilkanüle zum Routineprogramm, insbesondere zur kontinuierlichen

---

71 GaK-ÄkNo 2014/9151

Blutdrucküberwachung und kontinuierlichen pH-Wert-Messung, war also eindeutig indiziert.

Daraufhin machte der Patient eine Aufklärungsrüge geltend. Er sei über Risiken des invasiven Eingriffs nicht aufgeklärt worden. Von der Gutachterkommission wurde jedoch festgestellt, dass der Patient, der der Behandlung auf der Intensivstation zugestimmt hatte, damit auch konkludent den für die intensivmedizinische Betreuung erforderlichen Maßnahmen zugestimmt hat. Es hatte sich um eine lebensbedrohliche Notfallsituation gehandelt, und gerade in einer solchen Situation ist es oft nicht möglich und daher auch nicht erforderlich, für alle intensivmedizinischen Einzelmaßnahmen vorab eine Aufklärung durchzuführen und ein gesondertes Einverständnis des Patienten einzuholen. Damit liegt auch kein Aufklärungsmangel vor, so dass es bei der Feststellung einer schicksalsmäßig eingetretenen Komplikation bleibt, für die die Ärzte oder die Klinik nicht haften.

Die Dokumentation der ärztlichen und pflegerischen Tätigkeiten, insbesondere von Anamnese, Diagnose, Therapie und Krankheitsverlauf sowie den getroffenen Maßnahmen und deren Wirkung, stellt ein unverzichtbares Instrument für die ordnungsgemäße Versorgung des Patienten dar. Sie informiert den behandelnden Arzt, die mit- und nachbehandelnden Ärzte, die zuständigen Pflegekräfte und alle sonstigen am Behandlungsprozess Beteiligten über alle behandlungsrelevanten Tatsachen. Durch sie wird die Koordination des arbeitsteiligen Zusammenwirkens der für die Behandlung Verantwortlichen sichergestellt und der Krankheitsverlauf sowie die durchgeführten Behandlungsmaßnahmen werden für einen Fachmann erkennbar.

Der Dokumentation kommt darüber hinaus auch eine Beweissicherungsfunktion zu. Mit Inkrafttreten des Patientenrechtegesetzes sind Pflicht und Umfang der Dokumentation im Bürgerlichen Gesetzbuch (BGB) geregelt worden.

Aus dem Patientenrechtegesetz § 630 f:

> Hat der Behandelnde eine medizinisch gebotene wesentliche Maßnahme und ihr Ergebnis entgegen § 630 f Absatz 1 oder Absatz 2 nicht in der Patientenakte aufgezeichnet oder hat er die Patientenakte entgegen § 630 f Absatz 3 nicht aufbewahrt, wird vermutet, dass er diese Maßnahme nicht getroffen hat.

Entsprechend diesen Regelungen hat der Bundesgerichtshof am 11.11.2014 das folgende Urteil gesprochen[72]:

> Das Fehlen der Dokumentation einer aufzeichnungspflichtigen Maßnahme begründet die Vermutung, dass die Maßnahme unterblieben ist. Diese Vermutung entfällt weder deshalb, weil in der Praxis mitunter der Pflicht zur Dokumentation nicht nachgekommen ist, noch deshalb, weil die Dokumentation insgesamt lückenhaft ist.

Darüber hinaus ergibt sich die Dokumentationspflicht aus dem Berufsrecht der Ärzte sowie spezialgesetzlichen Regelungen.

Grundsätzlich trägt der Patient in einem Schadensersatzprozess die Beweislast für das Vorliegen eines Behandlungsfehlers und des Ursachenzusammenhanges zwischen dem Fehler und dem Gesundheitsschaden. Eine unzulängliche, lückenhafte oder gar unterlassene erforderliche Dokumentation (Dokumentationsmangel) kann jedoch im Streitfalle zu Beweiserleichterungen für den Patienten bis hin zur Beweislastumkehr zu Ungunsten der Klinik führen, die dann das Gegenteil beweisen muss. Dabei gilt gemäß § 630 h Absatz 3 BGB die Vermutung, dass eine medizinisch gebotene wesentliche Maßnahme nicht getroffen wurde, wenn sie nicht in der Patientenakte aufgezeichnet oder die Patientenakte nicht gemäß den gesetzlichen Fristen aufbewahrt wurde.

Eine medizinisch gebotene wesentliche Maßnahme gilt als nicht getroffen, wenn sie nicht in der Patientenakte aufgezeichnet wurde. Dies gilt auch, wenn die Patientenakte nicht gemäß den gesetzlichen Fristen aufbewahrt wurde.

Die Dokumentation zur Beweissicherung spielt auch im Zusammenhang mit der Aufklärung und Einwilligung des Patienten eine wichtige Rolle. Dabei ist ein vom Patienten unterschriebener vorgedruckter Aufklärungsbogen nicht ausreichend. Aus haftungsrechtlichen Gründen müssen die wesentlichen Punkte des persönlichen Aufklärungsgespräches in knapper Form in die Krankenunterlagen eingetragen werden.

Bei einer fehlenden oder sehr lückenhaften Dokumentation wird vermutet, „dass die nicht dokumentierte Maßnahme vom Arzt auch nicht getroffen worden ist"[73]. Dies bezieht sich aber lediglich auf die Frage eines Behandlungsfehlers, nicht auf die Kausalität bezüglich eines möglicherweise eingetretenen Schadens. Die Vermutung ist allerdings widerlegbar, wenn der Arzt auf andere Weise belegen kann, dass die nicht dokumentierte Maßnahme doch vorgenommen wurde.

Die 60-jährige Patientin stellte sich in einer Notfallpraxis vor, weil sie starke thorakale Schmerzen (Brustschmerzen) verspürte. Es wurde ein EKG angefertigt, das „in Ordnung" gewesen sein soll und angeblich der Patientin mitgegeben wurde. Unter der im Notfallprotokoll festgehaltenen Verdachtsdiagnose „BWS-Syndrom respektive Intercostalneuralgie" erhielt die Patientin eine schmerzstillende intramuskuläre Injektion von Tramal sowie das Beruhigungsmittel Diazepam. Einen Tag später verstarb sie an einem akuten Herzinfarkt bei bestehender koronarer Herzkrankheit.

Die diagnostische Einordnung von Thoraxschmerzen kann sehr schwierig sein. Eine Fehleinschätzung erhobener Befunde lässt sich daher häufig als Diagnoseirrtum einordnen, also nicht als Diagnosefehler. Dies setzt aber voraus, dass ausreichende Befunde für eine diagnostische Beurteilung erhoben wurden. Im vorliegenden Fall haben die Angehörigen behauptet, dass die Patientin gar nicht ärztlich untersucht wurde. Da von dem beklagten Arzt keine Aufzeichnungen über eine Befunderhebung vorgelegt wurden, musste die Gutachterkommission davon ausgehen, dass tatsächlich keine Befunde erhoben wurden. Der Arzt konnte auch nicht belegen, dass das angefertigte EKG tatsächlich keine auf einen drohenden Infarkt hinweisenden Zeichen aufwies, denn weder der Originalbefund noch eine EKG-Auswertung konnten vorgelegt werden.

Damit lag ein haftungsbegründender Diagnosefehler vor, den die Gutachterkommission als einen groben Fehler bewertete. Der Arzt musste für den eingetretenen Gesundheitsschaden haften.

---

73 BGH NJW 1995, 1611, 1612

Der Grundsatz, dass eine Maßnahme, die nicht dokumentiert ist, deshalb nicht stattgefunden hat, darf sich andererseits nicht zu Gunsten eines Beklagten auswirken, etwa wenn ihm vorgeworfen wird, ein bestimmtes Ereignis ignoriert zu haben. Da nur der Beklagte die Möglichkeit hat, eine notwendige Dokumentation über ein möglicherweise für ihn unangenehmes Ereignis zu unterlassen oder gar nachträglich zu beseitigen, kann in solchen Fällen die mangelnde Dokumentation nicht als Beweis für das Nicht-Vorliegen des Ereignisses ausreichen.

Wenn ein von Seiten eines Patienten oder Angehörigen behaupteter Vorgang vom beklagten Arzt bestritten wird, wirft dies die Frage auf, wer hierfür beweispflichtig ist. Da ein Beweis für etwas nicht Erfolgtes prinzipiell nicht möglich ist, müssen Indizien herangezogen werden, die sich aus den übrigen Dokumentationen oder aus belegbaren Klinikroutinen ergeben können.

Bei dem 73-jährigen Patienten wurden einige Wochen nach einem stationären Klinikaufenthalt wegen eines operativen Eingriffs Deck- und Grundplattenimpressionen am LWK1 (Wirbelkörpereinbruch) festgestellt. Die Angehörigen behaupteten, dass dies Folge eines in der Klinik erlittenen Sturzes sei, der pflichtwidrig nicht dokumentiert worden sei. Auf die vom Patienten nach dem Sturz geäußerten Schmerzen habe das Klinikpersonal nicht reagiert. In den umfangreichen Behandlungsunterlagen findet sich tatsächlich an keiner Stelle der Hinweis auf einen Sturz. Dagegen wurde eine einmalige analgetische Behandlung von Rückenschmerzen dokumentiert[74].

Von der Gutachterkommission wurde insbesondere die Tatsache, dass keine Sturzdokumentation vorliegt, obwohl in der betreffenden Klinik die Anfertigung eines solchen Protokolls zum obligaten Standardprozedere gehört, als starkes Indiz dafür gewertet, dass ein ernsthaftes Sturzereignis nicht stattgefunden hat. Da außerdem degenerative Wirbelsäulenveränderungen mit Höhenminderung mehrerer Wirbelkörper vorlagen, musste der Deckplatteneinbruch als ein unabhängiges Ereignis betrachtet werden, für dessen Entstehung nicht zwangsläufig ein Sturzereignis angenommen werden muss.

10.2 Einsichtsrecht in die Dokumentation

Die ärztliche und pflegerische Dokumentation dient in Streitfällen auch dem Patienten als Beweismittel. Das Recht auf Einsicht in alle Dokumentationen ist gesetzlich geregelt[75].

Dem Patienten ist auf Verlangen unverzüglich Einsicht in die vollständige, ihn betreffende Patientenakte zu gewähren, soweit der Einsichtnahme nicht erhebliche therapeutische Gründe oder sonstige erhebliche Rechte Dritter entgegenstehen. Die Ablehnung der Einsichtnahme ist zu begründen.

---

74 GaK-ÄkNo 2014/1646
75 § 630 g BGB

Diesen Anspruch auf Einsicht in seine Krankenunterlagen besitzt der Patient auch außerhalb eines Rechtsstreits. Wenn ihm die Einsicht in die ihn betreffende Patientenakte wegen erheblicher therapeutischer Gründe oder sonstiger erheblicher Rechte Dritter verwehrt wird, ist die Ablehnung zu begründen. Der Patient kann auch jederzeit elektronische Abschriften von der Patientenakte verlangen, muss die dabei entstehenden Kosten aber selbst tragen.

Jeder Patient hat Anspruch auf Einsicht in seine Krankenunterlagen, wenn der Einsichtnahme nicht erhebliche therapeutische Gründe oder erhebliche Rechte Dritter gegenüberstehen.

Die Rechte auf Akteneinsicht stehen im Falle des Todes des Patienten auch den Erben zu, in bestimmten Fällen ebenso anderen nahen Verwandten. Die Rechte sind nur dann ausgeschlossen, wenn der ausdrückliche oder mutmaßliche Wille des Patienten der Einsichtnahme entgegensteht.

Damit der Patient sein Recht auf Akteneinsicht wahrnehmen kann, besteht die Verpflichtung zur Führung der Krankengeschichte, die alle im Zusammenhang mit der Behandlung anfallenden wesentlichen Informationen enthalten muss. Neben der schriftlichen Dokumentation sind hierunter grundsätzlich auch andere Dokumentationsformen zu fassen, z. B. die Fotodokumentation und Videoaufzeichnungen sowie Röntgenaufnahmen.

Unter Zugrundelegung der berufsrechtlichen Regelung und gesetzlichen Bestimmungen sind Patientenakten mindestens zehn Jahre nach Abschluss der Behandlung aufzubewahren, soweit nicht anderslautende Fristen angeordnet sind.

In einem Arzthaftungsprozess wird von den Richtern eine Tatsachenfeststellung über einen Sacherhalt aus einem Gebiet verlangt, für das sie keine Sachkunde besitzen. Ärzte und Juristen haben in vielerlei Hinsicht unterschiedliche Sichtweisen und Terminologien. Die alleinige Gewinnung von Sachkenntnissen über die Fachliteratur ist für einen Richter in den allermeisten Fällen nicht ausreichend. Diese grundsätzliche Schwierigkeit kann nur dadurch überwunden werden, dass der Richter zur Beurteilung der Sachfragen einen Sachverständigen aus einem medizinischen Gebiet hinzuzieht. Ein Richter darf den medizinischen Standard, auf den es bei der Beurteilung eines möglichen Behandlungsfehlers bekanntlich ankommt, nicht ohne eine entsprechende Grundlage in einem Sachverständigengutachten oder gar entgegen den Ausführungen des Sachverständigen aus eigener Beurteilung festlegen.

Damit kommt dem Sachverständigen im Arzthaftungsverfahren eine sehr große Bedeutung zu. Fehler im schriftlichen Gutachten des Sachverständigen oder bei seinem mündlichen Vortrag tragen ein erhebliches Risiko für Fehlentscheidungen.

Für folgende Bereiche lässt sich für den Richter die erforderliche Sachaufklärung nur über die Hilfe eines medizinischen Sachverständigen erzielen:

–   Liegt ein Behandlungsfehler vor? Diese meist zentrale Frage der Beweiswürdigung orientiert sich an Grundsätzen, die in der Rechtsprechung entwickelt wurden. Dabei steht die Frage im Vordergrund, ob „die im Verkehr erforderliche Sorgfalt" beachtet bzw. ob der medizinische Standard gewahrt wurde.
–   Besteht ein eingriffstypisches Risiko und existieren Behandlungsalternativen, über die der Patient hätte aufgeklärt werden müssen?
–   Ist ein Schaden aufgetreten, und wie ist der Schadensumfang zu bemessen?
–   Steht dieser Schaden in einem kausalen Zusammenhang zu dem Behandlungsfehler?

Besonders schwierig bei der medizinischen Begutachtung ist die Beantwortung der Frage, ob im Zusammenhang mit der Therapie eingetretene Komplikationen durch einen Behandlungsfehler entstanden sind oder ob es sich um unvermeidbare Komplikationen gehandelt hat, die trotz sorgfältig durchgeführter Behandlung aufgetreten sind.

> In allen Arzthaftungsprozessen und allen Verfahren der Gutachterkommissionen obliegt die Beurteilung, ob ein Behandlungsfehler vorliegt, ob ein medizinischer Schaden entstanden ist und ob der Schaden ursächlich mit dem Fehler in Zusammenhang steht, einem ärztlichen Sachverständigen

Der medizinische Sachverständige ist gehalten, dem Gericht zu verdeutlichen, wie er zu seiner gutachterlichen Bewertung kommt. Der Auftraggeber muss in der Lage sein, die Charakteristika der Entscheidungsfindung nachzuprüfen. Der Gutachter muss also eine für medizinische Laien nachvollziehbare Beantwortung der an ihn gestellten Fragen vornehmen, und er muss seine Schlussfolgerungen sachlich begründen. Der Sachverständige soll aber nicht selbst Rechtsfragen beantworten. Trotzdem ist es sehr hilfreich, wenn der Sachverständige über Kenntnisse der rechtlichen Grundlagen des Delikts- und Vertragsrechts unter Einschluss des Beweisrechts verfügt.

Um die den unterschiedlichen Gebieten Medizin und Jurisprudenz innewohnenden Schwierigkeiten der Terminologie besser zu überwinden, wurde von der ÄZQ, dem „Ärztlichen Zentrum für Qualität in der Medizin", ein „Glossar Patientensicherheit" mit Definitionen und Begriffsbestimmungen veröffentlicht, das im Internet zur Verfügung steht (www.azq.de).

11.2 Die Position des ärztlichen Sachverständigen

Die Qualität medizinischer Gutachter oder Sachverständiger ist außerordentlich unterschiedlich. Es gibt bei der medizinischen Aus- und Weiterbildung kein verbindliches Curriculum, das ein Gutachter durchlaufen muss, um eine Qualifikation als Sachverständiger im Haftungsprozess zu erlangen. Die Bundesärztekammer bereitet allerdings ein Angebot für eine freiwillige curriculare Fortbildung zu Fragen der medizinischen Begutachtung vor, in der neben der sozialmedizinischen Begutachtung auch das Thema der Begutachtung in Arzthaftungsfragen abgehandelt werden soll.

Neben den fachlichen Problemen für ärztliche Sachverständige, die ihre Gutachten häufig in der Freizeit erstatten, gibt es ein weiteres Problem, das auf der emotionalen Ebene angesiedelt ist. Viele Ärzte haben eine Scheu, Behandlungsfehler offen anzusprechen, wenn sie einem Kollegen in einem Prozess gegenüberstehen. Auf diese Problematik müssen sich auch Richter einstellen und ggf. die sachverständigen Äußerungen entsprechend gewichten. Der Richter ist außerdem verpflichtet, ein Gutachten auf mögliche innere Widersprüche zu überprüfen und ggf. den Gutachter um Nachbesserung zu bitten. Insgesamt ist der Richter im Arzthaftungsprozess in besonderem Maße dazu verpflichtet, die „Waffengleichheit der Parteien" zu sichern. Dies lässt sich nur dadurch erreichen, dass die sachkundige Meinungsbildung so formuliert wird, dass sie auch für Nichtmediziner nachvollziehbar und möglichst weit auch logisch überprüfbar bleibt.

Ohne Zweifel ist im Zusammenhang mit der Arzthaftung das medizinische Gutachten bzw. der Vortrag des medizinischen Sachverständigen der größte Unsicherheitsfaktor. Viele Vorgänge im Zusammenhang mit Haftungsprozessen sind stark formalisiert und in den Abläufen überprüfbar. Die Äußerungen des medizinischen Sachverständigen basieren dagegen auf der Sachkunde und Deutung eines einzelnen

Menschen, was nur begrenzt überprüfbar ist. Die Äußerungen der Sachverständigen sind damit prinzipiell dem Risiko von Fehlbeurteilungen ausgesetzt.

Auf dieses Risiko hat Gaidzik [13] deutlich hingewiesen. Er stellte den Widerspruch heraus, dass die Zahl der Richter im Instanzenzug zunimmt, womit sich die Möglichkeit ergibt, sich der Wahrheit über eine Diskussion zu nähern, wogegen die Prozessordnungen im Grundsatz davon ausgehen, dass der ärztliche Sachverständige seine Meinung allein vertreten muss. Nur wenn begründete Zweifel an der fachlichen Kompetenz des gerichtlichen Sachverständigen bestehen, bedarf es weiterer Sachverständiger. Umso bedauerlicher ist es nach Gaidzik, dass im Haftpflichtprozess Gutachten der Gutachterkommissionen, die ja in der Regel auf der Basis eines innerärztlichen Diskurses entstehen, nur bei Wohlwollen des jeweiligen Vorsitzenden hinzugezogen werden können. Zwar werde der BGH nicht müde, die gleichrangige Beachtung vorgelegter Privatgutachten von den Tatrichtern einzufordern, aber die Umsetzung dieser Forderung in den forensischen Alltag verliefe sehr zögerlich. Das Risiko von Fehlbeurteilungen ist bei Gutachterkommissionen tatsächlich vergleichsweise geringer, weil die Gutachten schriftlich abgefasst und meist von mehr als einer Person durchgesehen werden.

Nur vereinzelt sind Gerichte bereit, auch sogenannte Privatgutachten bei ihrer Urteilsfindung zu berücksichtigen. Hierauf wurde kürzlich vom Oberlandesgericht Hamm ausdrücklich hingewiesen[76]. Der Bundesgerichtshof hat sich aber in einem Urteil vom 11.11.2014[77] unter Bezugnahme auf BGB § 630h; ZOP § 286 deutlich positioniert:

> Im Arzthaftungsprozess hat der Tatrichter die Pflicht, Widersprüchen zwischen Äußerungen mehrerer Sachverständiger von Amts wegen nachzugehen und sich mit ihnen auseinanderzusetzen, auch wenn es sich um Privatgutachten handelt. Legt eine Partei ein medizinisches Gutachten vor, das im Gegensatz zu den Erkenntnissen des gerichtlich bestellten Sachverständigen steht, so darf der Tatrichter den Streit der Sachverständigen nicht dadurch entscheiden, dass er ohne nachvollziehbare Begründung einem von ihnen den Vorzug gibt.

Die bisherige „Allmacht" des Sachverständigen könnte durch solche Regelungen in Zukunft möglicherweise eingeschränkt werden. Bei wichtigen Arzthaftungsprozessen kann es jedenfalls durchaus empfehlenswert sein, sich nicht nur juristisch gut vertreten zu lassen, sondern auch einen externen medizinischen Beistand zu suchen. Die Empfehlung gilt sowohl für den antragstellenden Patienten als auch für den beklagten Arzt oder die beklagte Klinik.

In jüngster Zeit werden auch von Bürgerinnen und Bürgern sowie der öffentlichen Berichterstattung zunehmend die Unabhängigkeit und Neutralität gerichtlich bestellter Sachverständiger in Zweifel gezogen. Dabei wird auch die erforderliche Qualität der Gutachten bemängelt. Aus diesem Grund hat das Bundesministerium der

---

76 OLG Hamm, 25 U 5/14
77 BGH VI ZR 76/213

Justiz und für Verbraucherschutz einen Gesetzentwurf erarbeitet, mit dem die Beteiligungsrechte der Parteien bei der Auswahl des Sachverständigen, insbesondere in Familiensachen, gestärkt werden sollen.

Die Unberechenbarkeit des ärztlichen Sachverständigen und die z. T. hilflose Abhängigkeit der Prozessbeteiligten von seinen Ausführungen wird in dem folgenden Fall sehr deutlich[78].

Bei dem 66-jährigen Patienten wurde ein verknöcherter Bandscheibenvorfall im Brustbereich operiert. Als Folge der Operation trat bei dem Patienten eine vollständige und bleibende Querschnittslähmung ein. In Übereinstimmung mit zwei ärztlichen Sachverständigen der Gutachterkommission für ärztliche Behandlungsfehler[79] und gedeckt durch die einschlägige Fachliteratur ging der vom Gericht beauftragte Sachverständige über die gesamte Prozessdauer von mehr als drei Jahren in mündlichen und schriftlichen Stellungnahmen von einem Behandlungsfehler aus, da die Durchführung einer sog. Laminektomie (Operationszugang von hinten) ungeeignet sei. Der Gutachter ging allerdings zwischenzeitlich auf Behauptungen der Beklagtenseite ein, dass die Operation in Wirklichkeit anders abgelaufen sei, als im Operationsbericht geschildert, was den Arzt entlastet hätte. Nachdem diese Einrede widerlegt war, wurde der Gutachter erneut mündlich angehört und er kam jetzt ohne nachvollziehbare Begründung zu einer diametral entgegengesetzten Aussage, nämlich dass der operative Zugang auch vertretbar gewesen sei. Das Gericht zeigte sich völlig irritiert, aber der Sachverständige blieb bei seiner neuen Aussage.

Die Richter sahen offenbar keine Möglichkeiten, diese Widersprüche aufzuklären, und schlossen sich daher den Ausführungen des Sachverständigen an. Völlig unverständlich ist aber, dass im Urteil von „plausiblen Ausführungen" des Sachverständigen die Rede ist.

Die in Wirklichkeit völlig unplausiblen Widersprüche waren Anlass für eine Berufung. In der Tat war das Oberlandesgericht[80] von der Sachverhaltsaufklärung durch das Landgericht nicht überzeugt und regte einen Vergleich an, um eine ansonsten notwendige u. U. langwierige Beweisaufnahme zu vermeiden. Der Kläger, der achteinhalb Jahre nach dem Ereignis von den Auseinandersetzungen zermürbt ist, hat den Vergleich angenommen, obwohl er bei fehlender Rechtsschutzversicherung einen hohen Prozesskostenanteil zu übernehmen hat. Dies wirft die Frage auf, wie viele Patienten es sich finanziell und emotional leisten können, ein derart zeit- und kostenaufwändiges Verfahren durchzustehen oder gar eine Fortsetzung mit ungewissem auf Ausgang auf sich zu nehmen.

Mit dieser Falldarstellung soll nicht unterstellt werden, dass Gerichte grundsätzlich arztfreundlich entscheiden. In vielen Fällen, in denen ein Behandlungsfehler gerichtlich festgestellt wird, sind die beklagten Ärzte ebenso betroffen von einem für sie unverständlichen Urteil wie in anderen Fällen die Patienten. Allerdings ist der Verdacht nicht von der Hand zu weisen, dass sich Sachverständige im Angesicht ihres

---

78 LG Wuppertal 5 O 437/10
79 GaK-ÄkNo 2008/1223
80 OLG Düsseldorf, I-8 U 95/15

beklagten Fachkollegen (in dem geschilderten Fall handelte es sich um einen Fachkollegen aus der Nachbarstadt) mit der Benennung eines Fehlers schwertun.

Die grundsätzlich bestehende Möglichkeit eines Privatgutachtens oder eines „sachverständigen Beistands" im Termin stoßen auf rechtliche wie auch – insbesondere für die Klägerseite – auf wirtschaftliche Grenzen. So muss die Partei finanziell in der Lage sein, die Kosten eines Privatgutachtens zu tragen, da diese nicht in die Leistungspflicht einer Rechtsschutzversicherung fallen. Der Privatgutachter müsste bereit sein, im Verhandlungstermin zu erscheinen, und der Vorsitzende Richter müsste dort diesem Beistand wohlwollend Fragerecht einräumen. Auch dabei wird eine Diskussion des Sachverhalts auf Augenhöhe mit den gerichtlichen Sachverständigen im Regelfall verwehrt bleiben. Auf diese Schwierigkeit hat Gaidzik [13] hingewiesen und seine Überzeugung zum Ausdruck gebracht, „dass manch abstruses Gutachten nur deshalb Eingang in ein Urteil gefunden hat und weiterhin finden wird, weil der Sachverständige sich sicher sein kann, seine Schlussfolgerungen nicht Aug in Aug mit einem qualifikationsmäßig gleichrangigen Kollegen zu verteidigen". Bedauerlich ist nach Gaidzik auch die Praxis vieler Oberlandesgerichte, sich im zweiten Rechtszug wiederum des erstinstanzlich beigezogenen Sachverständigen zu bedienen.

12 Gutachterkommissionen

Bei allen Ärztekammern der Bundesrepublik Deutschland gibt es Gutachterkommissionen über ärztliche Behandlungsfehler, die nach einem ähnlichen Schema organisiert sind. Die Bezeichnungen für die Kommissionen fallen allerdings etwas unterschiedlich aus – Gütestellen, Gutachterkommission, Gutachterstelle, Schlichtungsstelle oder Schlichtungsausschuss. Auch die Arbeitsabläufe sind nicht bei allen Kommissionen gleich. Konkrete Hinweise hierzu finden sich im Internet.

12.1 Adressen der zuständigen Gutachterkommissionen

In der folgenden Tabelle (Tab. 12.1) sind die Adressen der zuständigen Gütestellen für die einzelnen Länder bzw. die Ärztekammerbezirke aufgelistet. Mehrere Ärztekammern norddeutscher Bundesländer haben sich zusammengeschlossen und eine gemeinsame Kommission gegründet. Ansonsten entsprechen die zuständigen Kommissionen den jeweiligen Bundesländern. Lediglich in Nordrhein-Westfalen gibt es, entsprechend den zwei unterschiedlichen Kammerbezirken Nordrhein und Westfalen-Lippe, zwei getrennte Kommissionen.

Tab. 12.1: Adressen der zuständigen Gutachterkommissionen

Berlin, Brandenburg, Bremen, Hamburg Mecklenburg-Vorpommern, Niedersachsen, Saarland, Schleswig-Holstein und Thüringen	Schlichtungsstelle für Arzthaftpflichtfragen der Norddeutschen Ärztekammern, Hans-Böckler-Allee 3, 30173 Hannover Tel.: 0511/380 24-16/20, Fax: 0511/380 2406; E-Mail: info@schlichtungsstelle.de Internet: www.schlichtungsstelle.de
Baden-Württemberg	Gutachterkommission für Fragen ärztlicher Haftpflicht bei der Landesärztekammer Baden-Württemberg, Jahnstraße 5, 70597 Stuttgart Tel.: 0711/769 81-0, Fax: 0711/769 81-500; E-Mail: info@baek-nw.de Internet: www.aerztekammer-bw.de
Bayern	Gutachterstelle für Arzthaftungsfragen bei der Bayerischen Landesärztekammer, Mühlbaurstraße 16, 81677 München Tel.: 089/3090483-0, Fax: 089/3090483-728; E-Mail: gutachterstelle@blaek.de Internet: www.blaek.de

Tab. 12.1: (Fortsetzung).

Hessen	Gutachter- und Schlichtungsstelle für ärztliche Behandlungen bei der Landesärztekammer Hessen, Im Vogelsgesang 3, 60488 Frankfurt Tel.: 069/97 67 21 61, Fax: 069/97672-178, E-Mail: gutachterstelle@laekh.de Internet: www.laekh.de
Nordrhein-Westfalen, Kammerbezirk Nordrhein	Gutachterkommission für ärztliche Behandlungsfehler bei der Ärztekammer Nordrhein, Tersteegenstraße 9, 40474 Düsseldorf Tel.: 0211/4302-2170 o. -2171; Fax: 0211/4302-2179; E-Mail: gak@aekno.de Internet: www.aekno.de
Nordrhein-Westfalen, Kammerbezirk Westfalen-Lippe	Gutachterkommission für ärztliche Haftpflichtfragen der Ärztekammer Westfalen-Lippe, Gartenstraße 210-214, 48147 Münster Tel.: 0251/929-9100, Fax: 0251/929-2399; E-Mail: gutachterkommission@aekwl.de, Internet: www.aekwl.de
Rheinland-Pfalz	Schlichtungsausschuss zur Begutachtung ärztlicher Behandlungen bei der Landesärztekammer Rheinland-Pfalz, Deutschhausplatz 3, 55116 Mainz Tel.: 06131/28822-72, Fax: 06131/28822-8672; E-Mail: kaufmann@laek-rlp.de Internet: www.laek-rlp.de
Sachsen	Gutachterstelle für Arzthaftungsfragen bei der Sächsischen Landesärztekammer, Postfach 10 04 65, 01074 Dresden Tel.: 0351/8267-131, Fax: 0351/8267-132; E-Mail: gutachterstelle@slaek.de Internet: www.slaek.de

Die Statuten und das Aufgabenspektrum der verschiedenen Kommissionen sind im Internet zu finden. Für alle gilt, dass das wichtigste Ziel darin besteht, Störungen in der Patienten-Arzt-Beziehung zu vermeiden oder zu befrieden.

12.2 Aufgabenspektrum der Gutachterkommissionen

Von der Ärztekammer Nordrhein wurde das folgende Aufgabenspektrum der Gutachterkommission benannt [14].

12.2.1 Medizinisch-juristische Begutachtung

Die Gutachterkommissionen Nordrhein dient seit ihrer Gründung im Dezember 1975 der außergerichtlichen Streitschlichtung zwischen Patienten und Ärzten. Die Kommission besteht aus besonders erfahrenen ehrenamtlich tätigen Juristen und Ärzten aus fast allen medizinischen Fachgebieten. Die Kommission prüft auf Antrag eines Beteiligten (Patient oder Arzt) in einem schriftlichen Verfahren, ob dem Arzt ein Behandlungsfehler in Diagnostik oder Therapie vorzuwerfen ist, durch den der Patient einen Gesundheitsschaden erlitten hat oder voraussichtlich erleiden wird. Zur Höhe eventueller Schadensersatz- und Schmerzensgeldansprüche trifft die Gutachterkommission regelmäßig keine Feststellungen. Die durchschnittliche Verfahrensdauer beträgt etwa ein Jahr.

12.2.2 Befriedung der Patienten-Arzt-Beziehung

Das Begutachtungsverfahren dient dazu, dem Patienten die Durchsetzung begründeter und dem Arzt die Zurückweisung unbegründeter Ansprüche zu erleichtern. Dadurch soll die gestörte Patienten-Arzt-Beziehung befriedet werden. Das Begutachtungsverfahren hilft, teure und langwierige gerichtliche Verfahren zu vermeiden. Es ist für die Beteiligten gebührenfrei. Die Kosten der Gutachterkommission trägt die Ärztekammer; die ärztlichen Berufshaftpflichtversicherer beteiligen sich mit einer Kostenpauschale an den Verfahrenskosten.

12.2.3 Behandlungsfehlerprophylaxe

Die Ergebnisse der Begutachtungsverfahren werden in einer Datenbank archiviert, u. a. um sie für die ärztliche Fortbildung im Interesse der Behandlungsfehlerprophylaxe verfügbar zu machen. Auf Bundesebene werden die nach einheitlichen Kriterien erfassten Ergebnisse aller Gutachterkommissionen und Schlichtungsstellen der Landesärztekammern in der gemeinsamen Datenbank MERS (Medical Error Reporting System) zusammengefasst. Die jährlich veröffentlichte statistische Erhebung ist im Internet (www.bundesaerztekammer.de) abrufbar.

> **Die Gutachterkommissionen für ärztliche Behandlungsfehler bei den Ärztekammern haben folgende Ziele und Aufgaben:**
> - medizinisch-juristische Begutachtung,
> - Befriedung der Arzt-Patienten-Beziehung,
> - Vorbeugung von Behandlungsfehlern.

Der Arbeitsaufwand der Gutachterkommissionen nimmt in den letzten Jahren deutlich zu. In der folgenden Abbildung sind die Anträge und Erledigungen der Gutachterkommission der Ärztekammer Nordrhein zusammengefasst. Es ist zu erkennen, dass sich die Antragshäufigkeit in den vergangenen 30 Jahren verdreifacht hat. Die folgenden Abbildungen sind der Broschüre zum 40. Jubiläum der Gutachterkommission der Ärztekammer Nordrhein entnommen.

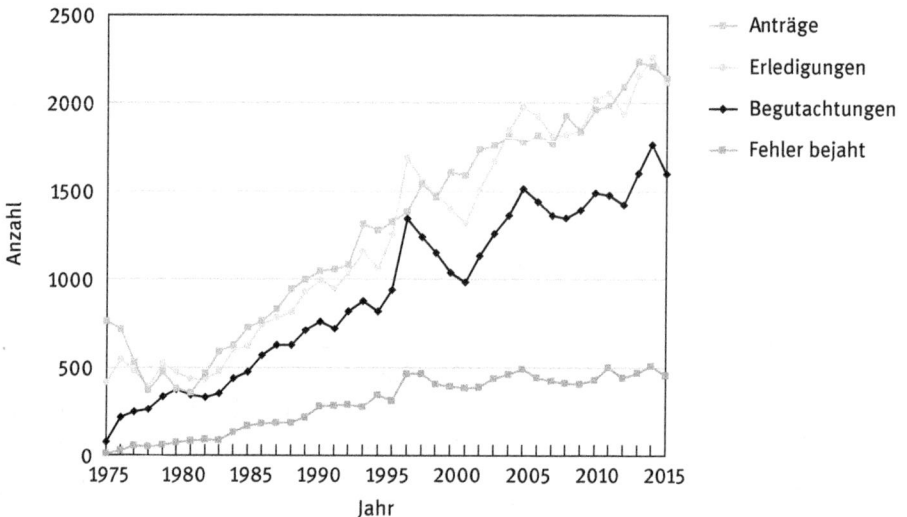

Abb. 12.1: Jährliche Zahl der Anträge, der Begutachtungen, der Erledigungen und der Bejahungen von Behandlungsfehlern bei der Ärztekammer Nordrhein.

Seit Beginn der Tätigkeit der Gutachterkommission der Ärztekammer Nordrhein sind mehr als 50.000 Anträge eingegangen, für die über 37.000 Gutachten zu erstellen waren.

Aus Abbildung 12.1 ist ersichtlich, dass die Zahl bejahter Behandlungsfehler seit Ende der 90er Jahre weitgehend konstant bleibt, während die Zahl der Anträge kontinuierlich angestiegen ist. Dies führt zu einer Abnahme der Quote anerkannter Behandlungsfehler unter allen Anträgen. Diese Quote ist in den vergangenen Jahren von etwa 30 % auf unter 25 % gesunken.

Dies könnte als Hinweis dafür angesehen werden, dass bei einem höheren Anteil von Anträgen lediglich eine Unzufriedenheit mit dem Behandlungsablauf ausgedrückt werden soll, ohne dass Schäden durch Behandlungsfehler zu vermuten sind.

Unter den Vorwürfen über Behandlungsfehler (BF) bzw. Diagnosefehler (DF) dominieren solche aus dem Bereich der Unfallchirurgie, wie sich aus der Zusammenstellung der Fälle aus den letzten fünf Jahren ergibt (Abb. 12.2).

BF Fraktur		7,2%; 40,8%	☐ unberechtigt
BF Kniegelenk-OP		5,9%; 25,0%	☐ berechtigt
BF Medikamente		4,2%; 31,7%	
DF Tumorerkrankung		4,0%; 47,5%	
DF Fraktur		3,9%; 31,7%	
BF Hüftgelenk-OP		3,6%: 29,8%	
BF Wirbelsäulen-OP		3,3%; 24,0%	
BF Injektion		2,3%; 27,6%	
BF Augen-OP		2,0%; 15,5%	
BF Hand-OP		2,0%; 30,4%	

0   100   200   300   400   500   600

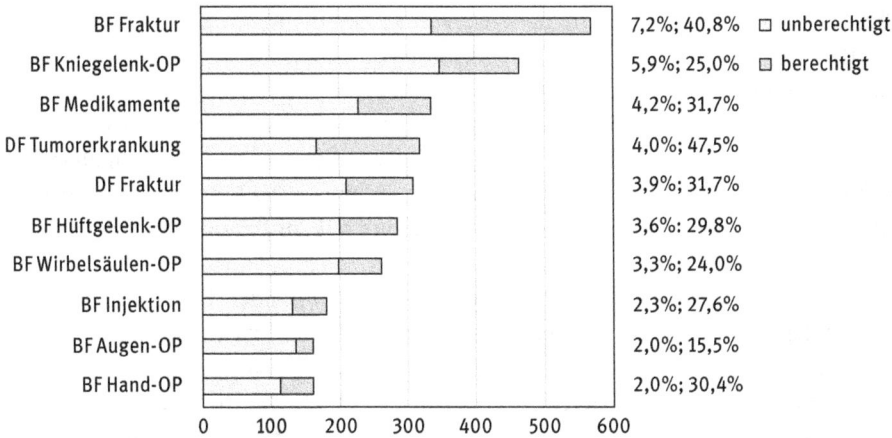

Abb. 12.2: Anzahl der zehn Behandlungsfehler bzw. Diagnosefehler unter den Anträgen bei der Ärztekammer Nordrhein im Zeitraum Oktober 2010 bis September 2015.

Werden die Anträge nach der Häufigkeit der Diagnosen, für die eine Fehlbehandlung behauptet wird, sortiert, finden sich unter den häufigsten Diagnosen wiederum überwiegend solche aus dem operativen Bereich. Unter den nicht primär chirurgischen Erkrankungen liegen die koronare Herzkrankheit, der Herzinfarkt sowie das Mammakarzinom am häufigsten vor.

Die Bearbeitung der Anträge stellt für die Ärztekammer eine große Aufgabe dar. Da diese Aufgabe sehr ernst genommen wird, erfordert sie einen erheblichen Arbeitsaufwand, der neben den hauptberuflich tätigen Mitarbeitern zzt. von acht ehrenamtlich tätigen Juristen und 103 ehrenamtlich tätigen ärztlichen Mitgliedern sowie zusätzlich einer großen Anzahl externer Gutachter zu bewältigen ist.

12.3 Der Verfahrensablauf

Der Verfahrensablauf bei den verschiedenen Gutachter- bzw. Schlichtungsstellen ist sehr ähnlich, in Details aber etwas unterschiedlich. Im Folgenden wird der Verfahrensablauf bei der Gutachterstelle der Ärztekammer Nordrhein geschildert.

In den meisten Fällen wird ein Antrag nicht von einem Arzt, sondern von Patientenseite gestellt. Antragsteller kann dabei entweder der Patient selbst oder ein Angehöriger sein, häufig vertreten durch einen Anwalt. Der Antragsteller wird zunächst gebeten, zusätzlich zu dem meist formlos vorgetragenen Antrag ein Formblatt auszufüllen, in dem der genaue Zeitpunkt und der Ort der Behandlung, der Vorwurf und der möglicherweise eingetretene Schaden zu nennen sind. Die Gutachterstelle bestätigt den Eingang und bittet nach Prüfung der Zuständigkeit und möglicher Überschreitungen der Antragsfristen von sich aus die beschuldigten Ärzte oder die beschuldigte Klinik um Stellungnahmen. Ferner wird die Klinik um Überlassung der Behandlungsunterlagen gebeten. Wenn diese von Seiten der Klinik nicht freiwillig zur Verfügung gestellt werden, hat der Patient selbst einen Anspruch auf Aushändigung der Behandlungsunterlagen, die er dann an die Gutachterstelle weiterleiten kann. Die zusammengestellten Unterlagen, ergänzt um verschiedene Formalien wie Schweigepflichtentbindung, Einverständniserklärung, Mitteilung der Versicherungen und Ähnliches, werden dann einem Gutachter mit der Bitte um Erstellung eines Gutachtens zugeleitet.

Wenn der beschuldigte Arzt, die beschuldigte Klinik oder der Haftpflichtversicherer dem Verfahren vor der Gutachterkommission nicht zustimmt, kann bei der Ärztekammer Nordrhein in Ausnahmefällen auf Wusch des Antragstellers auch ohne Zustimmung der Beschuldigten ein Gutachten erstellt werden. Dies setzt voraus, dass der Patient die vollständigen Behandlungsunterlagen vorlegt. Ein solches Verfahren ist allerdings sehr unbefriedigend und häufig nicht geeignet, den Konflikt beizulegen, denn bei der Gutachtenerstellung kann die Position der Antragsgegner nicht berücksichtigt werden.

Das fertige und vom Arzt unterzeichnete medizinische Gutachten wird dann sowohl dem Antragsteller als auch dem beklagten Arzt oder der Klinik zugeleitet. Wenn in diesem Gutachten ein Behandlungsfehler festgestellt wird, der auch mit der notwendigen Wahrscheinlichkeit zu einem Schaden geführt hat, dann kann der Antragsteller, ggf. unter Einschaltung eines Anwalts, versuchen, mit der Haftpflichtversicherung des Arztes eine Einigung über einen möglichen Schadensersatz zu erzielen.

Wenn einer der Beteiligten, also Antragsteller oder der Arzt bzw. die Klinik, mit dem Inhalt des Gutachtens nicht einverstanden ist, kann Widerspruch eingelegt werden, und die Gutachterkommission wird in einer „zweiten Instanz" ein von einem anderen ärztlichen Kommissionsmitglied und einem juristischen Mitglied unterzeichnetes „abschließendes Gutachten" erstellen und den Verfahrensbeteiligten zukommen lassen. Damit ist das Verfahren bei der Gutachterkommission beendet.

> **Der Ablauf eines Verfahrens bei der Gutachterkommission für ärztliche Behandlungsfehler der Ärztekammer Nordrhein:**
> – Ausfüllen eines Formblatts durch den Antragsteller mit Angaben zu Zeitpunkt und Ort der Behandlung, Art des Vorwurfs und möglichen Schäden,
> – Stellungnahmen des beschuldigten Arztes oder der beschuldigten Klinik,
> – Einholung eines Gutachtens durch einen sachverständigen Arzt,
> – Zuleitung des Gutachtens an den Antragsteller und den beschuldigten Arzt oder die Klinik,
> – bei Widerspruch „zweite Instanz" mit einem von einem ärztlichen und juristischen Mitglied der Kommission erstellten „abschließenden Gutachten".

In den Anfangsjahren wurden die Gutachten der Gutachterkommissionen in der Regel anonym erstellt. Das Argument, nur auf diese Weise die Objektivität schützen zu können, steht aber nicht im Einklang mit dem Berufsethos der Ärzteschaft.

Wichtig für die Akzeptanz der Entscheidungen ist eine uneingeschränkte Transparenz. Deshalb werden bei der Gutachterkommission der Ärztekammer Nordrhein sowohl die primären Gutachten als auch die abschließenden Gutachten mit Namen der sachverständigen Ärzte unterzeichnet. Dieser Regelung haben sich auch andere Gutachterkommissionen und Schlichtungsstellen angeschlossen.

Es gibt keinerlei Belege für die Unterstellung, dass die Nähe zu den Ärztekammern oder die teilweise Finanzierung im Umlageverfahren durch die Haftpflichtversicherungen zu einer Befangenheit führen könnten. Als Beweis für die Objektivität der Gutachterkommission und Schlichtungsstellen kann auch die Tatsache angeführt werden, dass die Quote anerkannter Behandlungsfehler bei Stellungnahmen durch den medizinischen Dienst der Krankenversicherung keineswegs höher ist. Schließlich ist zu erwähnen, dass bei allen Stellungnahmen der Gutachterkommission auch ein erfahrener Jurist beteiligt ist, der neben seiner fachlichen Expertise aufgrund seiner jahrelangen Mitarbeit in der Gutachterkommission häufig ebenfalls medizinische Zusammenhänge aus eigener Kenntnis beurteilen kann.

Nach den allgemeinen Erörterungen in den vorangehenden Kapiteln möchte ich Sie als Ärztin oder Arzt mit diesem abschließenden Kapitel persönlich ansprechen. Ich kann dabei einerseits auf meine Erfahrung als langjähriger Chefarzt großer Kliniken, als Berater im Risikomanagement einer Klinikkette und als Mitglied der Gutachterkommission für ärztliche Behandlungsfehler der Ärztekammer Nordrhein zurückgreifen, andererseits aber auch auf die persönlichen Erfahrungen bei der Bewältigung eigener Fehler.

Wie bei fast allen Kolleginnen und Kollegen wird es auch Ihnen so gehen, dass Sie der Vorwurf eines Behandlungsfehlers emotional stark berührt. Diese Emotionen können sich zwischen Angst, Selbstzweifel, Scham, Mitgefühl oder Ärger bewegen. Der erste wichtige Schritt muss sein, eine Distanz zu den Emotionen aufzubauen, um sachlich auf die Vorwürfe reagieren zu können.

13.1 Behandlungsfehlervorwurf versus Beschwerde

Sie prüfen als Erstes den Inhalt der Vorwürfe mit der Frage, ob wirklich ein Behandlungsfehler oder lediglich Störungen in den medizinischen Abläufen beklagt werden. In vielen Fällen werden Sie feststellen, dass lediglich Vorwürfe oder Kritikpunkte genannt wurden, die sich auf Probleme aus dem zwischenmenschlichen Bereich oder auf unerfreuliche äußere Bedingungen beziehen. Patienten sind häufig unsicher, in welcher Weise sie Beschwerden vortragen sollten, und sie finden dann keinen anderen Weg, ihre Unzufriedenheit zum Ausdruck zu bringen, als ein Verfahren gegen die Klinik oder die Ärzte anzustrengen. In den meisten solchen Fällen werden Patienten oder Angehörige als Beschwerdeführer dankbar sein, wenn sie erfahren, dass ihre Beschwerde ernst genommen wird, auch wenn ihnen dabei mitgeteilt wird, dass die Beschwerde bei genauer Betrachtung keinen Behandlungsfehlervorwurf enthält. Die weitere Bearbeitung ist dann eine Aufgabe des Beschwerdemanagements. Ihre Aufgabe ist es, dafür zu sorgen, dass die Beschwerde an die jeweils zuständige Institution gelangt.

Wenn sich die Beschwerde unmittelbar auf Ihren Aufgabenbereich bezieht, sollten Sie sich auch persönlich der Angelegenheit annehmen. Es hilft niemandem, wenn Sie die Beschwerde damit abtun, dass Sie sie für unberechtigt halten. Aus der Sicht des Patienten gibt es ja sicher einen Grund für die Beschwerden, der Anlass für ein Gespräch oder eine schriftliche Stellungnahme sein kann.

Leider ist das Arzt-Patienten-Verhältnis trotz vieler Anstrengungen in den vergangenen Jahren häufig immer noch deutlich unterentwickelt. Bemühungen zu einer Verbesserung der Kommunikation, ggf. auch mit Hilfe von Moderatoren, zahlen sich jedenfalls immer aus. Zur Vertiefung kann auf entsprechende Monographien zurückgegriffen werden [15,16]. Sie sollten unbedingt versuchen, eine Deeskalation und möglichst eine Verständigung herbeizuführen, auch wenn die Beschwerden keinen Behandlungsfehler betreffen. Eine abwehrende oder ungeschickte Reaktion kann leicht zu weiteren Verhärtungen führen und zunächst von Patientenseite nicht beabsichtigte Ausweitungen herbeiführen, z. B. Einschaltung des medizinischen Dienstes der Krankenkassen oder der Gutachterkommission. Bedenken Sie, dass es durchaus unangenehm werden kann, wenn kommunikative Defizite durch Dritte bearbeitet werden müssen. Darüber hinaus besteht das Risiko, dass im Rahmen eines solchen Beschwerdeverfahrens dann gezielt nach möglichen Behandlungsfehlern gesucht wird. Leider muss sich die Gutachterkommission immer wieder mit solchen Verfahren befassen, die leicht vermeidbar gewesen wären, wenn auf eine Beschwerde angemessen reagiert worden wäre.

Das größte Risiko liegt darin, dass ein Patient, der sich mit seinen Beschwerden nicht ernst genommen fühlt, Klage erhebt. Staatsanwaltliche Ermittlungsverfahren oder gar Prozesse um fahrlässige Körverletzung sind für Sie als Arzt höchst unangenehm. Die Prozesse sind öffentlich und erfordern Ihre persönliche Anwesenheit. Fast immer gelingt es in einem Gespräch, einen Patienten von einer Klageerhebung, die ihm persönlich ja auch keinen Nutzen bringt, abzuhalten, wenn man ihm die Möglichkeit einer Begutachtung durch die Gutachterkommission nahelegt.

13.2 Das Gespräch mit dem Patienten über mögliche Fehler

Wenn Ihr Patient den Wunsch äußert, über den Ablauf des Behandlungsprozesses mit Ihnen zu sprechen, sollten Sie immer die Bereitschaft hierzu erklären und sich zeitnah zu einem Gespräch bereitfinden. Insbesondere, wenn das Behandlungsergebnis nicht den Erwartungen entspricht oder wenn Komplikationen aufgetreten sind, ist es sehr verständlich, dass ein Patient über die zu Grunde liegenden Abläufe informiert werden möchte. Seien Sie nicht ungehalten, wenn in einem solchen Gespräch unterschwellig oder direkt nach möglichen Behandlungsfehlern gefragt wird. Die Verweigerung eines offenen Dialogs führt regelmäßig zu einer Verhärtung der Position und leicht zu dem Verdacht von Vertuschungen.

Sie sollten im Gespräch mit dem Patienten oder den Angehörigen die Vorgänge sachlich, wahrheitsgemäß und vollständig darstellen. Nach dem Patientenrechtegesetz ist der Behandler verpflichtet, nach dem Auftreten eines Haftungsschadens den Patienten auf Nachfrage über jeden erkennbaren Behandlungsfehler aufzuklären. Nach einem aktuellen Urteil vom 8.4.2015 muss der Arzt auf Anfrage ggf. auch ausdrücklich erklären, dass keine Anhaltspunkte für einen Behandlungsfehler vorliegen[81]. Diese Regelungen zielen darauf, den Patienten in die Lage zu versetzen, im Falle eines haftungsbegründenden Gesundheitsschadens seine Rechte wahrzunehmen. Auch nach dem Patientenrechtegesetz gibt es aber keine grundsätzliche Fehleroffenbarungspflicht, wenn diese Frage nicht von Patientenseite aufgegriffen wird.

Selbstverständlich müssen Sie aber auch unaufgefordert über eingetretene Komplikationen aufklären. Aufzuklären ist dabei nur über den Zustand als solchen und ggf. weitere notwendige Behandlungen, nicht über die Würdigung des Verhaltens als fehlerhaft. Nach dem Patientenrechtegesetz ist immer dann aufzuklären, wenn Maßnahmen zur Abwendung von medizinischen Gefahren, die aus einer fehlerhaften Behandlung resultieren können, erforderlich sind.

In früheren Jahren galt unter Ärzten die Regel, dass Fehler nicht benannt werden dürfen, damit nicht der Schutz durch die Haftpflichtversicherung gefährdet wird. Diese gelegentlich immer noch geäußerte Annahme ist nicht richtig, Fehler dürfen durchaus im Gespräch mit dem Patienten benannt werden. Häufig dient es sogar der Deeskalation, wenn das Wort „Fehler" nicht krampfhaft umgangen wird. Sie dürfen aber im Zusammenhang mit einem Fehler keine Zusage über einen Schadensausgleich machen. Jeder Patient wird verstehen, dass sich die Haftpflichtversicherung dies nach eigener Überprüfung der Sachlage vorbehält.

> **Es stimmt nicht, dass Sie im Gespräch mit einem Patienten keine Fehler einräumen dürfen! Sie dürfen aber im Zusammenhang mit einem Fehler keine Zusage über einen Schadensausgleich machen.**
> **Verweisen Sie auf die Möglichkeit der Beurteilung durch unbeteiligte Sachverständige, z. B. die Gutachterkommission.**

Wenn in einem Gespräch mit Ihrem Patienten über Behandlungsabläufe die Frage auftaucht, ob eine bestimmte Entscheidung fehlerhaft gewesen sein könnte, und wenn Sie diesbezüglich selbst unsicher sind, kann es sehr hilfreich sein, wenn Sie sich selbst bei der Beurteilung als befangen erklären und auf die Möglichkeit einer Beurteilung durch unbeteiligte Fachleute, z. B. die Gutachterkommission, verweisen.

13.3 Externe Bewertung einholen

Auch wenn Sie sich durch ungerechtfertigte persönliche Anwürfe oder öffentlich geäußerte Vorwürfe betroffen oder verletzt fühlen, sollten Sie nicht emotional reagieren. Eine öffentliche Gegendarstellung führt meist zu einer nicht beabsichtigten Steigerung der Aufmerksamkeit. Es empfiehlt sich, eine sachliche Ausräumung der Vorwürfe ohne eine zusätzliche Aufmerksamkeit herbeizuführen. Wenn sich nicht durch ein Gespräch, evtl. unter Einschaltung einer von beiden Seiten akzeptierten

---

81 BGH, VII ZR 254/14

Vertrauensperson, eine Klärung erreichen lässt, besteht die Möglichkeit, eine externe Bewertung der Vorgänge zu erbitten, etwa durch die Gutachterkommission bei der Ärztekammer. Im Kapitel 15 wird ein Fall geschildert, bei dem der betroffene Arzt die Gutachterkommission angerufen hat, nachdem in der örtlichen Tageszeitung unbegründete und ehrverletzende Vorwürfe über einen angeblichen Behandlungsfehler publiziert worden waren.

13.4 Verfahren über mögliche Behandlungsfehlervorwürfe

Sobald Sie eine Mitteilung über ein durch einen Patienten, seine Angehörigen oder einen Anwalt eingeleitetes Verfahrens wegen eines möglichen Behandlungsfehlers erhalten, sind verschiedene Maßnahmen zu ergreifen:

Sie sollten Behandlungsunterlagen auf Vollständigkeit und übersichtliche Sortierung überprüfen oder überprüfen lassen. In dieser Dokumentation sollen der vollständige Geschehensablauf und möglicherweise eingeleitete Erstmaßnahmen zur Schadensminimierung sowie der Inhalt der Gespräche mit betroffenen Patienten niedergelegt sein. Es dürfen weder Teile der Krankenakte unterdrückt oder vernichtet noch die Krankenakte verfälscht oder ohne Kenntlichmachung nachträglich ergänzt werden. Selbstbezichtigungen, persönliche Wertungen oder Verschuldensvermutungen gehören nicht in die Akte.

Da mit der Möglichkeit zu rechnen ist, dass dem Patienten oder dessen Bevollmächtigten Kopien der Behandlungsunterlagen ausgehändigt werden müssen, sollten Sie frühzeitig eine Kopie der Akte anfertigen lassen.

Da Sie vermutlich um eine Stellungnahme zu den Vorwürfen gebeten werden, empfiehlt es sich, sich so zeitnah wie möglich hierauf vorzubereiten. Hierzu ist es hilfreich, ein Erinnerungsprotokoll anzufertigen, das aber nur Ihnen persönlich dient und nicht Teil der Akte wird.

> **Nach Eröffnung eines Verfahrens bei der Gutachterkommission sollten sie unverzüglich**
> – **die Behandlungsunterlagen übersichtlich sortieren und auf Vollständigkeit prüfen,**
> – **Kopien der Behandlungsunterlagen anfertigen,**
> – **ein Erinnerungsprotokoll anfertigen und eine Stellungnahme vorbereiten und**
> – **Ihre Haftpflichtversicherung informieren.**

Sie müssen unverzüglich Ihre Haftpflichtversicherung informieren. In vielen Fällen übernimmt die Haftpflichtversicherung das Verfahren, und Sie werden verpflichtet, keine weiteren Stellungnahmen ohne Rücksprache mit der Versicherung abzugeben. Der Versicherung gegenüber sollten Sie aber Ihre Einschätzung unbeschönigt äußern. Dabei können und sollen Sie auch eine Empfehlung zu der Frage abgeben, ob es aus Ihrer Sicht sinnvoll ist, sich gegenüber dem Vorwurf zu wehren, oder ob es sinnvoller wäre, den Vorwurf zu akzeptieren und einen Schadensausgleich anzustreben. Leider richten sich Versicherungen nicht immer nach den Empfehlungen des Arztes. Besonders bei Großschäden werden von Seiten der Versicherungen gelegentlich Verteidigungsanstrengungen übernommen, die aus Sicht des verursachenden Arztes ungerecht und unwürdig sein können.

13.5 Emotionale Schutzvorkehrungen

Bei den meisten Ärzten führt ein Vorwurf über einen selbst begangenen Behandlungsfehler zu schweren emotionalen Reaktionen. Der Vorwurf einer Fehlbeurteilung und eines daraus abgeleiteten Vorwurfs eines Behandlungsfehlers, ob berechtigt oder unberechtigt, muss aber vom Arzt ausgehalten werden, denn sonst kann es leicht zu irrationalen und selbstschädigenden Reaktionen kommen, wie das folgende Beispiel aus der Gutachterkommission zeigt. Über diesen bemerkenswerten Vorgang, bei dem sich der Arzt wegen eines Behandlungsfehlervorwurfs auf dem Boden eines Diagnoseirrtums derart in seiner Ehre verletzt fühlte, dass er sinnlose und kostenträchtige Rechtsstreitigkeiten auf sich nahm, haben H.-F. Kienzle und U. Smentkowski ausführlich in der Zeitschrift Medizinrecht berichtet[82].

In einem gutachterlichen Bescheid wurde die Feststellung getroffen, dass der niedergelassene Allgemeinarzt die Diagnose eines Morbus Hodgkin nicht rechtzeitig gestellt habe, wodurch sich die erforderliche Chemotherapie um etwas sechs Monate verzögerte. Gegen diesen Bescheid hat der beschuldigte Arzt entsprechend den Statuten der Ärztekammer Einspruch erhoben. Dabei hat er gefordert, „die fehlerhaften tatsächlichen Feststellungen und hierauf ausbauenden fehlerhaften Schlussfolgerungen" zu widerrufen und zu berichtigen, anderenfalls werde Klage auf Widerruf und Unterlassung erhoben.

Nach Beiziehung weiterer Unterlagen und Einholung eines hämatologisch-onkologischen Sachverständigengutachtens gelangte die Gutachterkommission in einem „zweitinstanzlichen" Bescheid zu dem Schluss, dass sich ein ärztlicher Behandlungsfehler nicht feststellen lasse. Die Aussagen mehrerer vom Antragsteller benannter Personen, dass in dem beurteilten Behandlungszeitraum durchgehend Schwellungen in der linken Halsseite zu sehen waren, konnte von der Gutachterkommission nicht verwertet werden, weil das Statut eine Vernehmung von Zeugen als Beweismittel nicht vorsieht.

Nach dem ihn entlastenden Abschluss des Verfahrens hat der Arzt erneut unter Klageandrohung gefordert, „unmissverständlich die Behauptung zu widerrufen, dass er einen ärztlichen Behandlungsfehler begangen hat". Die Gutachterkommission hat dieser weitergehenden Widerrufserklärung nicht entsprochen, da hierfür nach den Statuten kein Raum besteht. Sie wies auch darauf hin, dass nach der einschlägigen Rechtsprechung gutachterliche Feststellungen einem Widerrufsverlangen grundsätzlich nicht zugänglich sind. Der Arzt hat daraufhin Klage gegen die Ärztekammer erhoben und gefordert, die im gutachterlichen Erstbescheid enthaltenen Feststellungen zu widerrufen. Das Verwaltungsgericht wies diese Klage als unbegründet ab und wies darauf hin, dass ein möglicherweise rechtswidriger Zustand im Sinne eines Eingriffes in das Recht des Betroffenen durch hoheitliches

---

82 MedR 30, 107–108, 2012

Handeln in jedem Falle nicht zutreffe, da der Zustand nicht andauere. Auch sei eine Wiederholungsgefahr nicht gegeben, so dass die Angelegenheit mit dem letzten Gutachten erledigt sei.

Eine Berufung gegen das Urteil wurde nicht zugelassen. Ein hiergegen gerichteter Antrag auf Zulassung der Berufung wurde vom Kläger nach rechtlichen Hinweisen des Berichterstatters beim Oberverwaltungsgericht Nordrhein-Westfalen zurückgenommen. Das OVG stellte darauf das Verfahren ein und kam zu der Feststellung, dass der Kläger die Kosten des Verfahrens zu tragen habe.

Wenn Sie die Beurteilung eines Sachverständigen als falsch empfinden, zögern Sie nicht, sich unter Anführung von Tatsachen und Argumenten dagegen zur Wehr zu setzen. Dabei muss Ihnen aber immer klar sein, dass es in vielen Fällen kein klares Ja oder Nein gibt, dass vielmehr eine subjektive Wahrnehmung zu Grunde liegt. Im hier geschilderten Fall unterlag es einem Ermessensspielraum, ob die Schwellung als malignomverdächtig oder nicht einzuschätzen war. Sehr häufig ist die Beurteilung, die sich aus der Sichtweise ex ante ergab, bei einer Sichtweise ex post schwer nachzuvollziehen. Wenn sich hieraus ein Fehlervorwurf ergibt, müssen Sie dies u. U. hinnehmen. Ein Null-Fehler-Anspruch ist dagegen gefährlich. Er kann leicht zu unangemessenen Beschönigungen, Vertuschungen, falschen Belastungen Dritter oder, wie im geschilderten Fall, selbstschädigenden Handlungen verführen.

Unter dem Titel „Täter als Opfer – Fehler und ihre Auswirkungen auf Fachpersonen" hat sich die Stiftung Patientensicherheit der Schweiz in einer Monographie ausführlich mit diesem Thema befasst [17].

Auch Sie wird ein Vorwurf eines Behandlungsfehlers nicht unberührt lassen. Um nicht in Selbstvorwürfen oder Ängsten zu verharren, sollten Sie sich selbst emotional schützen. Der erste Schritt ist dabei, dass Sie den Fehler im Sinne von „Irren ist menschlich" als menschlich anerkennen. Sie dürfen den Fehler nicht verdrängen, sondern müssen ihn analysieren, um für die Zukunft hieraus lernen zu können.

Es erleichtert Sie sehr, wenn Sie es fertigbringen, offen über den Fehler zu sprechen. Nur dadurch können ggf. auch andere aus Ihrem Fehler lernen.

Sie sollten sich intensiv bemühen, nichts zu beschönigen oder gar zu vertuschen. Auch im Gespräch mit dem Patienten oder seinen Angehörigen müssen Sie die Vorgänge wahrheitsgemäß offenlegen. Wenn durch den Fehler ein Schaden entstanden ist, werden Sie auf die Versicherung einwirken, einen angemessenen Schadensausgleich herbeizuführen.

Auch wenn die hier geschilderten Verhaltensweisen nicht selbstverständlich sind und wenn das geschilderte Vorgehen manchmal Überwindung kostet, dient dies nicht nur dem möglicherweise Geschädigten, sondern auch der eigenen Person. Eine wiederholte Affirmation in dem geschilderten Sinne wird Ihnen helfen, das Selbstwertgefühl als Ärztin oder Arzt zu bewahren und den Vorgang unbeschadet zu überstehen.

Zum eigenen emotionalen Schutz nach einem Behandlungsfehler seien die folgenden Affirmationen empfohlen:

- Fehler sind menschlich und kommen bei jedem vor, also auch bei mir.
- Ich mache nicht mehr Fehler als andere Ärzte.
- Ich habe aus dem mir unterlaufenen Fehler gelernt und werde ihn nicht wiederholen.
- Ich werde, wenn ich darauf angesprochen werde, offen über den Fehler reden, damit auch andere daraus lernen können.
- Insbesondere werde ich wahrheitsgemäß mit dem Geschädigten über die Vorgänge sprechen.
- Ich unterstütze den Schadensausgleich durch meine Versicherung.
- Mit dieser Haltung bleibe ich eine gute Ärztin bzw. ein guter Arzt.

Sie haben es vermutlich schon einmal erlebt, dass sich nach einem Besuch bei einem niedergelassenen Arzt oder nach einem Klinikaufenthalt große Enttäuschung oder sogar Ärger breitmachen. Dies kann sich auf Umstände der Betreuung oder auf medizinische Maßnahmen beziehen. Nicht in allen Fällen handelt es sich dabei aber um einen Behandlungsfehler.

Wenn Sie aber tatsächlich einen Behandlungsfehler vermuten, werden Sie mögli-cherweise nicht wissen, wie mit diesem Wissen und dem eigenen Ärger oder der Enttäuschung umzugehen ist und an wen Sie sich ggf. hilfesuchend wenden können. Ich möchte deshalb versuchen, für unterschiedliche Situationen und Fragestellungen konkrete Hilfe anzubieten. Bei den folgenden Ausführungen werden Sie als Patient persönlich angesprochen, inhaltlich gelten alle Aussagen aber auch für Angehörige oder andere Personen, die im Auftrag eines betroffenen Patienten handeln.

14.1 Die Beschwerde

Eine Voraussetzung für das weitere Vorgehen ist, dass Sie versuchen, Ihre Gedanken und Empfindungen zu strukturieren und sich über die Ziele Ihres weiteren Vorgehens Klarheit zu verschaffen.

Enttäuschung und Ärger können durch unterschiedliche Umstände hervorgerufen werden: unerklärliche Wartezeiten, unfreundlichen Umgang durch Arzt oder Pflegepersonen, Informationslücken, mangelnde Bereitschaft zum Zuhören, fehlende Erklärungen über geplante oder vorgenommene Behandlungen, schlechte Unterbringung mit viel Unruhe oder Lärm, unordentliche Umgebung bis hin zu schlechter Verpflegung. Diese Beispiele ließen sich fast beliebig erweitern. Ihnen allen gemeinsam ist, dass sie zwar bei Ihnen verständlichen Ärger auslösen können, dass sie aber mit Behandlungsfehlern nichts zu tun haben.

Aber auch nicht alle Beanstandungen, die dem Bereich der medizinischen Betreuung zuzurechnen sind, sind mit Behandlungsfehlern gleichzusetzen. Zu nennen sind hier z. B. die korrekte Medikamentengabe erst nach mehrfacher Aufforderung, mangelnde Rücksichtnahme auf geäußerte Schmerzen, Ungeschicklichkeiten bei der Blutentnahme, mangelnde Körperhygiene der Behandelnden und Ähnliches. Wenn Sie zu der Erkenntnis kommen, dass die Umstände, die zu Ihrem Ärger geführt haben, nicht über die hier geschilderten Unzulänglichkeiten hinausgehen, wenn also kein ernsthafter Verdacht auf einen Behandlungsfehler vorliegt, dann sollten Sie auch keinen Antrag an die Gutachterkommission für ärztliche Behandlungsfehler oder die Gutachterstellen der Krankenkassen einreichen. Diese Institutionen können häufig nicht auf Anhieb erkennen, welche Anträge lediglich Beschwerden darstellen und bei welchen sich möglicherweise auch Behandlungsfehlervorwürfe finden. Alle eingehenden Anträge müssen aber bearbeitet werden, was mit Zeitaufwand und Kosten verbunden ist. Die Kosten haben zwar nicht Sie als Antragsteller zu tragen, aber ein sinnvolles und effizientes Begutachtungssystem wird durch von vornherein nicht zielführende und natürlich auch nicht erfolgversprechende Anträge unnötig belastet.

Ärger und Enttäuschungen sollten, auch wenn sie verständlich und berechtigt sind, nicht zu Anträgen bei der Gutachterkommission für ärztliche Behandlungsfehler führen, soweit Sie selbst nicht einen möglichen Behandlungsfehler vermuten.

Damit soll aber keineswegs ausgedrückt werden, dass Kritik an Ärzten oder Kliniken nicht artikuliert werden sollte. Das Gegenteil ist richtig: Sachlich vorgetragene Beschwerden werden von verantwortungsvollen Ärzten oder Kliniken gern entgegengenommen. Sie sind geeignet, die Vorgänge zu überprüfen und ggf. Abläufe zu verbessern und somit dazu beizutragen, dass ähnliche Vorfälle in Zukunft vermieden werden. Viele Kliniken haben deshalb ein strukturiertes Beschwerdemanagement eingerichtet, weil sie erkannt haben, dass sich auf diese Weise die Abläufe in den Kliniken deutlich verbessern lassen.

An wen sind Beschwerden zu richten? Kritik an der Praxis eines niedergelassenen Arztes wird natürlich am besten mündlich vorgebracht. Dies ist meist ohne Probleme möglich, wenn es sich um äußere Umstände oder Fehlhandlungen von Praxismitarbeitern handelt. Sich aber über den Arzt oder die Ärztin selbst zu beschweren, fällt den meisten Menschen nicht leicht. Nur bei einer ausreichenden Vertrauensbasis lassen sich solche Beschwerden sachlich äußern. Wenn Sie sich nicht in der Lage sehen, die Beschwerde gegenüber dem betroffenen Arzt mündlich oder schriftlich direkt zu äußern, bleibt die Möglichkeit, ein Beschwerdeschreiben an die Kassenärztliche Vereinigung oder, bei privatärztlich tätigen niedergelassenen Ärzten, an die Ärztekammer zu richten. Mit einem solchen Schritt haben Sie dann aber u. U. die Ebene eines vertrauensvollen Arzt-Patienten-Verhältnisses verlassen.

Bei kritikwürdigen Umständen oder Vorkommnissen in einer Klinik sollten Sie die Beschwerde an den zuständigen Pflegedienstleiter richten, wenn es sich um Vorfälle aus dem Bereich der Pflege handelt, an den Ärztlichen Direktor, wenn es um Vorgänge aus dem ärztlichen Bereich geht, und an den Verwaltungsdirektor bzw. Geschäftsführer der Klinik, wenn es allgemeine strukturelle Unzulänglichkeiten in der Klinik betrifft. Häufig sind jedoch mehrere Berufsgruppen beteiligt. Erkundigen Sie sich dann, ob die Klinik über ein strukturiertes Beschwerdemanagement verfügt. Wenn Sie sich an solch eine Stelle wenden, können Sie ziemlich sicher sein, dass Ihre Beschwerde bearbeitet wird und dass Sie eine Antwort erhalten werden.

Für alle Beschwerden gilt, dass sie möglichst konkret mit Nennung von Ort, Zeit und handelnden Personen erfolgen sollen. Sehr zu empfehlen ist, die Beschwerde mit der Bitte um eine Rückäußerung zu verbinden, weil dadurch sichergestellt wird, dass sich der Beschwerdeempfänger tatsächlich mit dem Inhalt der Beschwerde auseinandersetzt.

14.2 Anrufung von Gutachterstellen

Wenn Sie einen Behandlungsfehler vermuten oder für möglich halten und das Bedürfnis verspüren, einen Behandlungsfehler aufzuklären und möglicherweise Ansprüche auf Schadensersatz zu stellen, dann sollten Sie über die eigene Krankenkasse eine gutachterliche Stellungnahme durch die Gutachterstelle des Medizinischen Dienstes erbitten oder einen Antrag auf Überprüfung durch die Gutachterstelle für ärztliche Behandlungsfehler bei den Ärztekammern stellen.

Die Einleitung eines Verfahrens vor der Gutachterkommission oder bei einer Schlichtungsstelle muss nicht automatisch das Arzt-Patienten-Verhältnis beeinträchtigen. Haben Sie keine Hemmungen, den Arzt darüber zu informieren, dass ein solches Verfahren eingeleitet wird. In einem sich daraus ergebenden Gespräch mit Ihrem Arzt können Sie z. B. den Standpunkt einnehmen, dass Sie nicht unbedingt von einem Behandlungsfehler ausgehen, es aber doch zur gemeinsamen Beruhigung dienen könnte, die Fragen des Behandlungsablaufes durch einen unbeteiligten Dritten überprüfen zu lassen.

Die Bearbeitungsvorgänge bei den Gutachterstellen werden im Kapitel 12 anhand des Verfahrensablaufs bei der Ärztekammer Nordrhein geschildert. Die Überprüfung der Sachlage führt zu einem Gutachten, das Ihnen zugeleitet wird. Wenn Sie Einwände gegen das Ergebnis des Gutachtens haben oder neue Tatsachen vortragen möchten, wird Ihnen nach einer zweiten Überprüfung ein „abschließendes Gutachten" zugeleitet, das neben einem zweiten medizinischen Sachverständigen von einem Juristen unterzeichnet wird. Damit ist das Verfahren bei der Gutachterkommission beendet.

Wenn Sie oder die Gegenseite auch nach Vorlage dieses abschließenden Gutachtens nicht mit dem Ergebnis einverstanden sind oder wenn keine Einigung über einen Schadensausgleich erzielt werden konnte, kann Klage bei einem Zivilgericht eingereicht werden, um möglicherweise bestehende Ansprüche gerichtlich durchzusetzen. Bei einer solchen Klage werden zwar die Stellungnahmen der Gutachterkommission eingereicht, sie allein bilden aber nicht die Basis für ein Urteil, denn in jedem Falle wird das Gericht ein eigenes Sachverständigengutachten anfordern. Trotzdem hat sich für Sie der „Umweg" über die Gutachterkommission wahrscheinlich gelohnt, denn Sie können jetzt sehr viel besser einschätzen, wie die Erfolgsaussichten einer Klage sind, und damit Ihr eigenes Kostenrisiko verringern.

Bei den Sachverständigen der Gutachterkommission können Sie sicher sein, dass Sie eine Bewertung erhalten, die nicht einseitig die Interessen der Ärzte berücksichtigt. Das Vorurteil, dass sich Ärzte selten gegenseitig beschuldigen („Eine Krähe hackt der anderen kein Auge aus"), ist hier nicht berechtigt. Die Kommissionen, in denen immer eine kollegiale Kontrolle stattfindet, wurden ja gerade gegründet, um in fairer

Weise die Interessen der Patienten zu wahren. Ich selbst habe in mehr als zehnjähriger Mitarbeit in der Kommission von keinem Fall gehört, bei dem der Verdacht auf einen unangemessenen Schutz eines ärztlichen Kollegen aufkommen konnte.

Selbstverständlich besteht für Sie auch die Möglichkeit, ohne vorheriges Einschalten einer Gutachterkommission unmittelbar eine Zivilklage zu erheben. Dies ist aber, im Gegensatz zu dem Verfahren bei der Gutachterkommission, immer mit einem Kostenrisiko verbunden. Eine einmal eingereichte Klage sperrt bis zum endgültigen Abschluss durch ein Urteil oder bis zur Zurücknahme der Klage die Möglichkeit der Beteiligung der Gutachterkommission, denn diese verlangt vor der eigenen Befassung immer die Erklärung, ob ein gerichtliches Verfahren anhängig ist, und sie schließt für solche Fälle eine eigene Befassung aus.

14.3 Strafanzeige

Die Zivilklage zur Durchsetzung von Haftungsansprüchen ist nicht mit einer Strafanzeige bei der Polizei oder der Staatsanwalt zu verwechseln.

Sie sollten vielmehr die Einleitung eines Ermittlungs- bzw. Strafverfahrens zu vermeiden helfen. Mit der Einleitung eines Strafverfahrens ist nahezu zwangsläufig das Arzt-Patienten-Verhältnis zerrüttet. Die besonderen Bedingungen eines Strafverfahrens wurden im Kapitel 3 bereits erwähnt. Wegen der grundsätzlichen Konzentration auf ein persönliches Verschulden einer einzelnen Person und wegen der sehr hohen Anforderungen an die Kausalität – der ursächliche Zusammenhang zwischen Fehler und eingetretenem Schaden muss mit an Sicherheit grenzender Wahrscheinlichkeit bewiesen sein – kommt es vergleichsweise selten zu Verurteilungen eines Arztes oder zur Einstellung eines Strafverfahrens gegen Geldbußen.

Sie selbst haben keinen Vorteil von einem solchen Verfahren. Geldstrafen dienen keinem Interessensausgleich zum Patienten, sie kommen der Staatskasse und meistens wohltätigen Zwecken zugute. Sie haben allenfalls eine gewisse „Genugtuung" von einer Verurteilung des Arztes, jedoch keinen materiellen Vorteil.

Für den Arzt sind Strafverfahren jedoch sehr unangenehm, denn die Prozesse finden grundsätzlich öffentlich statt. Ein weiteres Problem, das sich aus der Einleitung eines Strafverfahrens ergibt, besteht darin, dass bis zum Abschluss eines solchen Verfahrens, das sich über mehrere Jahre hinziehen kann, ein Verfahren vor der Gutachterkommission blockiert ist.

Ermittlungsverfahren werden von Amts wegen eingeleitet, wenn im Totenschein eine unklare Todesursache oder ein nicht natürlicher Tod vermerkt sind. Auch solche von Amts wegen eingeleitete Ermittlungsverfahren blockieren eine Befassung durch die Gutachterkommission.

Bei einer Strafanzeige gegenüber einem Arzt oder einer Ärztin müssen Sie Folgendes bedenken:
- **Sie belasten das Arzt-Patienten-Verhältnis unwiderruflich.**
- **Bestraft werden nur Fehler eines individuellen Arztes.**
- **Strafprozesse sind grundsätzlich öffentlich.**
- **Die Anforderungen an die Kausalität zwischen Fehler und Schaden sind sehr hoch.**
- **Sie haben keinen materiellen Vorteil, denn Strafen und Bußgelder fallen an den Staat, allenfalls eine „Genugtuung".**
- **Ein Verfahren vor der Gutachterkommission ist durch ein Ermittlungs- oder Strafverfahren gesperrt.**

14.4 Erhalt des Vertrauensverhältnisses zwischen Arzt und Patient

Nach Erstattung einer Strafanzeige wegen eines vermuteten Fehlers und Durchführung eines staatsanwaltlichen Ermittlungsverfahrens gegen die behandelnden Ärzte ist das Arzt-Patienten-Verhältnis in der Regel dauerhaft gestört und von der Möglichkeit einer Befriedung ist kaum noch auszugehen.

Ein wichtiges Ziel dieses Buches ist es aber, Wege aufzuzeigen, wie trotz Behandlungsfehlern ein Vertrauensverhältnis zum eigenen Arzt oder zum ärztlichen Berufsstand gewahrt werden kann. So verfolgt das Verfahren vor der Gutachterkommission den Zweck, nach Möglichkeit ein gerichtliches Streitverfahren zu vermeiden und unter Wahrung der berechtigten Interessen der Beteiligten auf eine einvernehmliche Klärung von Behandlungsfehlervorwürfen hinzuwirken. Die Einrichtung der Gutachterkommissionen oder Schlichtungsstellen bei den Ärztekammern trägt auf diese Weise dazu bei, das für einen erfolgreichen Behandlungsablauf wichtige Vertrauensverhältnis zwischen Arzt und Patient zu wahren.

Wie auch in anderen Lebensbereichen gilt für die Medizin, dass sich Pressemitteilungen besonders auf Bedrohungen oder Skandale beziehen. Solche Berichte haben in vielen Fällen keinen sachlichen oder überprüfbaren Inhalt. Meldungen wie
- 70.000 Tote in Deutschland durch Nebenwirkungen von Medikamenten!
- Über 60.000 Tote durch ärztliche Behandlungsfehler!
- 20.000 Tote durch Hygienefehler im Krankenhaus!

werden meist ohne Quellenangabe verbreitet und sind daher auch nicht überprüfbar. Aber auch eine Quellenangabe hilft oft nicht weiter, da die Berechnungsgrundlagen zwar wissenschaftlich klingen, die Zahlen, die den Berechnungen zugrunde liegen, jedoch häufig völlig unbrauchbar sind. Dies kann an dem folgenden Beispiel verdeutlicht werden.

Im Januar 2014 wurde im sog. Krankenhausreport der AOK über angeblich jährlich 19.000 Tote durch Behandlungsfehler berichtet [18]. Um die Brisanz dieser Meldung zu erhöhen, wurde gleich hinzugefügt, dass fünfmal so viele Todesfälle durch Behandlungsfehler entstehen wie durch den Straßenverkehr. Nach eigenen Angaben der AOK beruhten die Zahlen auf folgenden Annahmen: In Deutschland gibt es etwa 10.000.000 Klinikfälle pro Jahr, unter denen bei etwa 5–10 % unerwünschte Ereignisse auftreten sollen. Bei etwa 1 % aller Fälle soll es Behandlungsfehler geben und bei 0,1 % Fehler mit Todesfolge. Daraus errechneten sich die 19.000 Todesfälle durch Behandlungsfehler.

Eine solche „Berechnung" auf der Basis reiner Schätzannahmen ist aber natürlich wertlos. Deshalb hat die Deutsche Krankenhausgesellschaft sehr heftig reagiert und in öffentlichen Stellungnahmen Folgendes verlauten lassen: „Zahlen maßlos übertrieben", „in Zehnerpotenzen überschätzt", „tendenziöse Darstellung", „unwissenschaftlich" und „Verhalten der Kassen ungeheuerlich". Die Datenbasis sei zehn Jahre alt und daher unbrauchbar. Die Gegenrechnung der Deutschen Krankenhausgesellschaft war aber ihrerseits auch nicht solider. Man berichtete über 122 gemeldete Todesfälle, wobei eingeräumt wurde, dass es darüber hinaus eine gewisse Dunkelziffer gebe.

Hier stehen also Angaben von 120 Todesfällen gegenüber 19.000 im Raum, und der Leser hat keine Möglichkeit, sich aus diesen Angaben ein eigenes Bild zu machen. Die Schlussfolgerung aus derartigen Widersprüchen muss sein, dass es offenbar unmöglich ist, seriöse Zahlenangaben zu erhalten. Das Bundesgesundheitsministerium geht von einer Spanne zwischen 40.000 und 170.000 Behandlungsfehlern pro Jahr aus, aber selbst für eine solche breite Spanne fehlen die sachlichen Grundlagen.

Auch wenn wir davon ausgehen müssen, dass es auf absehbare Zeit keine exakten Zahlenangaben geben wird, ist das Problem als solches unverkennbar: Es gibt zu viele Behandlungsfehler mit Todesfolge, und es muss das Ziel aller Beteiligten sein, die Rate solcher Fehler durch geeignete Maßnahmen zu senken.

Neben den Sensationsmeldungen auf „Systemebene" wird aber immer wieder auch über angebliche Skandale auf der Einzelfallebene berichtet.

15.2 Öffentlich geäußerte Empörung ohne Klärung des Sachverhalts

Am 16.06.2015 fand sich in der Westdeutschen Zeitung folgende Überschrift: *„Patient verlässt die Klinik als gesund – und stirbt"*. Nach diesem Bericht musste ein 89-jähriger Patient wenige Stunden nach Entlassung aus einer geriatrischen Klinik als Notfall in ein anderes Krankenhaus eingeliefert werden, wo er noch in der Nacht verstorben ist. Die Zeitung stellt die Frage: *„Wie kann es sein, dass ein Patient als gesund aus einer Klinik entlassen wird und ein Darmverschluss unbemerkt bleibt?"*

Die Kinder des Verstorbenen, die davon überzeugt sind, dass der Vater verstorben sei, weil er ein wichtiges Medikament nicht erhalten hatte, werden in dem Zeitungsartikel mit den Worten zitiert: *„Wir wollen einfach, dass so etwas nicht mehr vorkommt."*

Auf Bitten sowohl des Chefarztes der Klinik für Akutgeriatrie, der die Vorwürfe als ehrverletzend empfand, als auch der Angehörigen wurde die Gutachterkommission angerufen und gebeten, sich mit dem Fall zu befassen. Gutachterlich sollte geprüft werden, inwieweit der Ileus (Darmverschluss) übersehen wurde bzw. bereits hätte erkannt werden können. Darüber hinaus sollte geprüft werden, inwieweit das Absetzen des Medikamentes, das angeblich für die geregelte Verdauung dringend benötigt wurde, im Zusammenhang mit der aufgetretenen Komplikation eines Ileus steht. Dabei stellte sich der Fall wie folgt dar[83]:

Der 89-jährige Patient mit den Vordiagnosen Gangstörung, Zustand nach Hüft-TEP links, chronische Herzinsuffizienz NYHA III, koronare 3-Gefäßerkrankung mit Zustand nach 3-fach ACVB, Zustand nach Vorderwandinfarkt, chronische Niereninsuffizienz, Diabetes mellitus Typ II, vaskuläre Demenz, Depression, Zustand nach Cholezystektomie, Zustand nach TUR Prostata wurde wegen einer Verschlechterung des Allgemeinzustands sowie Diarrhoen nach ambulanter Verabreichung von Ciprofloxacin stationär aufgenommen.

Es erfolgte die übliche symptomorientierte geriatrische Betreuung. Nach einer gewissen Stabilisierung wurde der Patient in ausreichend gutem Allgemeinzustand entlassen. In den Tagen vor der Entlassung bestand ein regelmäßiger normaler Stuhlgang, der Bauch war insgesamt unauffällig. Am Entlassungstag hat der Patient ohne Beschwerdeäußerung ein normales Frühstück eingenommen.

Wenige Stunden nach der Entlassung begann der Patient während einer Betreuung durch den Pflegedienst sich zu übergeben. Dabei hat er nicht unerhebliche Mengen an Blut und Kot erbrochen, weshalb er unverzüglich über den Rettungsarzt in ein anderes Krankenhaus eingewiesen wurde. Noch

---

83 GaK-ÄkNo, 2015/0972

auf dem Weg in das Krankenhaus trat erneut Erbrechen von viel Blut und Kot auf, und der Patient starb noch in derselben Nacht. Eine Obduktion wurde nicht durchgeführt. Als Todesursache wurden ein Ileus sowie eine damit im Zusammenhang stehende Sepsis genannt.

Die Gutachterkommission kam zu dem Schluss, dass mit großer Wahrscheinlichkeit eine akute Ischämie (Durchblutungsstörung) der Darmwand durch einen Gefäßverschluss aufgetreten war. Ein solches nicht vorhersehbares Akutereignis ist bei den Vorerkrankungen des Patienten keineswegs unwahrscheinlich, und es steht nicht mit den Störungen in Zusammenhang, die zur stationären Aufnahme geführt hatten. Ein Behandlungsfehler liegt nicht vor. Bedauerlich an dem Fall ist, dass die öffentlich geäußerte Anklage erfolgt ist, ohne vorher den Versuch einer sachlichen Klärung zu unternehmen. Der Vorgang ist geeignet, auf Dauer zu einer Störung des Vertrauensverhältnisses zu führen.

15.3 Selbstschädigung durch Einleitung eines Strafverfahrens

Unter der Überschrift „Seien Sie nicht hysterisch" berichtete der Spiegel im Februar 2014 über einen tragischen Krankheitsverlauf. Auf Grund einer Summation mehrerer Versäumnisse in einer Kinderklinik kam es trotz deutlicher Hinweise für eine Sepsis (Blutvergiftung) bei einem dreijährigen Kind zu einer mehrtägigen Verzögerung einer erforderlichen Antibiotika-Gabe. In der Folge traten schwere Komplikationen auf, und nach einem vorübergehenden Kreislaufstillstand kam es zu bleibenden Gesundheitsschäden mit einer Schwerbehinderung.

Mehrere Fachgutachter haben übereinstimmend einen Behandlungsfehler festgestellt, von einem Gutachter wurde sogar ein grober Behandlungsfehler gesehen. In einem solchen Fall stehen den Eltern ein materieller Schadensersatz und ein Schmerzensgeld zu. Die Haftpflichtversicherung der Klinik hat einen Abschlag von 10.000 € auf den zu erwartenden Schadensersatz gezahlt, der allerdings bei Weitem nicht ausreicht, die entstandenen Kosten der Eltern zu decken. Der Spiegel beschreibt ausführlich den wirtschaftlichen Ruin der Familie.

Eine abschließende finanzielle Regelung musste aber zurückgestellt werden, weil die Eltern inzwischen eine Strafanzeige wegen fahrlässiger Körperverletzung gegen den Chefarzt eingereicht hatten. Die Eltern möchten, dass ihnen „Gerechtigkeit widerfahren" soll, und vor allem, dass „die Ärzte, vor allem der Chefarzt, zur Verantwortung gezogen werden".

Ein Strafverfahren zieht sich in aller Regel über mehrere Jahre hin, ein Ende ist noch nicht abzusehen. In dieser Zeit wird nach den Statuten das Schlichtungsverfahren in der Gutachterstelle eingestellt. Die Eltern selbst beklagen, dass sie „von dem Prozess aufgefressen werden".

Der Spiegel empört sich darüber, dass es dem Chefarzt der Klinik „ziemlich gut geht" und dass er weiter Karriere macht und verschiedene Auszeichnungen erhält.

Ihm wird auch vorgehalten, dass er nicht bereit sei, dem Spiegel gegenüber Erklärungen abzugeben.

In mehreren Leserbriefen nach diesem Artikel wird die Empörung geteilt, und es fallen Worte wie „unglaubliche menschenverachtende Arroganz".

Die Art der Berichterstattung über diesen Fall zeigt leider deutlich, dass die wirklichen Probleme verkannt werden. Vermutlich liegt hier ein Behandlungsfehler auf der Basis mehrerer Nachlässigkeiten vor, wie dies in komplexen Organisationsformen wie Kliniken immer wieder einmal auftritt. Der Fehler wird aber nicht dadurch besonders „verwerflich", dass er, wie in diesem Fall, zu einem schweren Schaden und einem tragischen Schicksal führt. Ärzte und Kliniken sind in fast unbegrenzter Höhe haftpflichtversichert, und auch in diesem Fall ist eine sehr hohe Ausgleichssumme zu erwarten, entweder nach einer gütlichen Einigung mit der Versicherung oder nach einem zivilrechtlichen Verfahren.

Durch das eingeleitete Strafverfahren wurde eine solche Einigung leider langfristig verhindert. Dabei ist zu bedenken, dass eine strafrechtliche Verurteilung eines Arztes voraussetzt, dass ihm ein persönlicher Fehler nachgewiesen wird, der mit an Sicherheit grenzender Wahrscheinlichkeit für den tragischen Ausgang verantwortlich ist. Dies führt dazu, dass solche Verurteilungen relativ selten sind. Selbst wenn es aber zu einer Verurteilung des Arztes kommen sollte, bringt dies den Angehörigen keinen „Gewinn", lediglich die erwünschte Genugtuung. Mit der Einleitung des Strafverfahrens wurde aber leider in Kauf genommen, dass die Regelungen über einen finanziellen Ausgleich über Jahre verschoben wurden. Anwälte sollten daher, einen Honorarverlust in Kauf nehmend, ihren Mandanten in solchen Fällen von einem Strafverfahren abraten.

Die Empörung darüber, dass der angeklagte Arzt in dem laufenden Strafverfahren der Zeitschrift gegenüber keine Stellungnahme abgeben wollte, ist völlig unangebracht, sein eigener Anwalt wird ihn mit Recht zum Schweigen aufgefordert haben. Noch weniger verständlich ist, dass die weitere berufliche Karriere des Chefarztes kritisiert wird. Der fahrlässig aufgetretene Fehler, auch wenn er tatsächlich dem Chefarzt persönlich anzulasten wäre, kann doch nicht dazu führen, dem Arzt seine beruflichen Qualifikationen generell abzusprechen.

Wenn es einen Grund zur Empörung gibt, dann sollte er sich gegen die Versicherung richten, die trotz der zu erwartenden hohen Summe für den Schadensausgleich in einem abschließenden Verfahren bisher nur eine derart geringe Abschlagszahlung geleistet hat.

Der geschilderte Fall hätte bei gutem Willen und Beachtung aller Regeln folgendermaßen ablaufen können:

- Bei dem anzunehmenden Behandlungsfehler war die Einschaltung der Gutachterkommission sinnvoll. Innerhalb eines Jahres hätte ein Bescheid vorliegen können.
- Auf der Basis des Bescheides hätten unverzügliche Verhandlungen der Versicherung mit der geschädigten Familie begonnen werden können, wobei wegen der klaren Sachlage großzügige Abschlagszahlungen möglich gewesen wären.
- Bei Nicht-Einigung über die Höhe der Ausgleichszahlungen hätte eine Festlegung in einem Zivilverfahren angestrebt werden können. Auch hier hätte mit einem Ergebnis innerhalb eines Jahres gerechnet werden können.
- Ein Strafverfahren gegen einen Arzt hätte vermieden werden müssen, denn neben der dadurch zu erwartenden erheblichen Verzögerung ergibt sich selbst im Fall einer Verurteilung kein Vorteil für den Geschädigten.

15.4 Unkenntnis der Rechtslage

In der Magazinsendung „Fakt" der ARD vom 25.02.2014 wurde über einen Fall berichtet, bei dem es zu einer mechanischen Verletzung einer transplantierten Niere gekommen war. Vom Patienten wird vorgeworfen, dass bei einer Kompression eines Leistengefäßes nach einer Punktion wegen einer Untersuchung mit einem Herzkatheter ein übermäßiger Druck auch auf den Bauchraum ausgeübt worden sei.

Von der Gutachterkommission der Ärztekammer wurde ein nicht sachgerechtes Vorgehen bei der Gefäßkompression festgestellt. Es sei aber nicht mit der gebotenen Wahrscheinlichkeit anzunehmen, dass durch diesen Fehler tatsächlich die Verletzung der Niere bedingt war. Ein Schaden durch den Behandlungsfehler wurde daher nicht anerkannt. Nur bei einem groben Behandlungsfehler mit der Umkehr der Beweislast hätte eine Kausalität zwischen Fehler und Schaden anerkannt werden müssen.

Die Autoren des Magazins, in dem der Fall geschildert wird, empören sich über die Beweislastregelungen, weil „auch nach dem Patientenrechtegesetz vom Februar 2013" der Patient selbst das Vorliegen eines groben Fehlers nachweisen müsse. Hier liegt ein fundamentales Missverständnis vor. Es geht um die Beweislast bezüglich der Frage einer Kausalität, nicht bezüglich der Frage, ob ein Behandlungsfehler als grob einzuschätzen ist. Ob ein einfacher (Beweislast beim Patienten) oder ein grober Behandlungsfehler (Beweislast beim Arzt) vorliegt, wird weder durch den Arzt noch durch den Patienten entschieden, sondern durch unabhängige Gutachter bzw. durch das Gericht.

Es ist aber richtig, dass sich nach dem Patientenrechtegesetz diese bewährten Regelungen über die Beweislast bei der Frage der Kausalität nicht verändert haben.

Literaturverzeichnis

[1] Bartens W. Das Ärztehasserbuch, Knauer Taschenbuch, 2007.

[2] Gehrlein M. Grundwissen Arzthaftungsrecht. C.H. Beck Verlag, München, 2013.

[3] Bergmann KO und Wever C. Die Arzthaftung, ein Leitfaden für Ärzte und Juristen. Springer Verlag, 4. Aufl. 2014.

[4] Kohn LT, Corrigan J.M, Donaldson MS (Editors).To Err Is Human, Building a Safer Health System. Committee on Quality of Health Care in America. National Institute of Medicine. Academic Press, Washington DC 2000.

[5] Geiß K, Greiner HP. Arzthaftpflichtrecht, 7. Auflage, C.H. Beck Verlag, München 2014.

[6] Köbberling J. Der Wissenschaft verpflichtet. Medizinische Klinik, 1997, 181–189, 1997.

[7] Jaeger L, Luckey J. Schmerzensgeld. 7. Auflage, Luchterhand Verlag, 2014.

[8] Gausmann P. Diagnosefehler vermeiden. Safety Clip (Themenhefte der Gesellschaft für Risiko-Beratung – GRB), Februar 2013, 4–5.

[9] Köbberling J, Richter K, Trampisch H-J., Windeler J. Methodologie der medizinischen Diagnostik, Springer Verlag, Berlin-Heidelberg-New York, 1991.

[10] Köbberling J. Diagnoseirrtum – Diagnosefehler – Befunderhebungsfehler, Bewertungen und Vermeidungsstrategien, Verlag Versicherungswirtschaft, Karlsruhe, 2013.

[11] Deutsche Krankenhausgesellschaft e.V. Empfehlungen zur Aufklärung von Krankenhauspatienten über vorgesehene ärztliche Maßnahmen, Deutsche Krankenhaus Verlagsgesellschaft, 2015.

[12] Köbberling J, Haffner S. Rechtssicherheit und Rechtspraxis bei der Risikoaufklärung vor Arzneimittelgabe. Medizinische Klinik, 2006, 516–523.

[13] Gaidzik P-W. „Herausforderung Behandlungsfehlerbegutachtung – ethische, medizinische und fachlich praktische Aspekte". Vortrag anlässlich der Festveranstaltung der Gutachterkommission der Ärztekammer Nordrhein, Dezember 2015 (zitiert nach Rheinisches Ärzteblatt, 2/2016, 21–23).

[14] Gutachterkommission für ärztliche Behandlungsfehler der Ärztekammer Nordrhein, Broschüre zum 40. Jubiläum, Dezember 2015.

[15] Bechmann S. Medizinische Kommunikation: Grundlagen der ärztlichen Gesprächsführung. Universitäts-Taschenbücher UTB, Narrr Francke Attempto Verlag, Tübingen 2014.

[16] Härter M, Loh A, Spies C (HRSG). Gemeinsam entscheiden – erfolgreich behandeln: Neue Wege für Ärzte und Patienten im Gesundheitswesen. Deutscher Ärzte-Verlag, Köln 2005.

[17] Schwappach D, Hochreutener M-A, von Laue N, Frank O. Täter als Opfer. Konstruktiver Umgang mit Fehlern in Gesundheitsorganisationen. Schriftenreihe Patientensicherheit Schweiz Nr. 3, 2011.

[18] Klauber J, Geraedts M, Friedrich M, Wasem J (Hrsg.). Krankenhaus-Report 2014; Schwerpunkt: Patientensicherheit, Schattauer Verlag, Stuttgart, 2014.

Danksagung

Das Manuskript für dieses Buch wurde von den folgenden Personen kritisch über-prüft und mit Anregungen versehen. Ihnen allen bin ich zu großem Dank verpflichtet.

Meine Töchter Dr. Anna Köbberling und Dr. Veronika Köbberling, Frau Elke von Sengbusch sowie der durch einen Haftpflichtprozess leidgeprüfte Werner Viehoff haben als medizinische Laien ein besonderes Augenmerk auf die Verständlichkeit des Textes für Personen ohne medizinischen Hintergrund gelegt.

Meine (inzwischen leider verstorbene) Ehefrau, Dr. Gertrud Köbberling, Frau Dr. Helene Höhler, Herr Professor Erland Erdmann und Herr Prof. Bernd Sanner haben ihre Erfahrungen als in der Patientenversorgung engagierte Ärzte eingebracht.

Herr Ulrich Smentkowski, Leiter der Geschäftsstelle der Gutachterkommission bei der Ärztekammer Düsseldorf, hat die Darstellung der Regeln und Abläufe der Gut-achterkommissionen überprüft und ergänzt. Der Medizinrechtler Maximilian Broglie hat das Manuskript kritisch und sehr fachkompetent durchgearbeitet.

Herr Prof. Peter Wolfgang Gaidzik, Arzt und Jurist mit Schwerpunkt Medizinrecht, hat ebenfalls geprüft, ob die Darstellungen aus juristischer Sicht einwandfrei sind, und er hat einige Ergänzungsvorschläge gemacht. Besonders dankbar bin ich ihm für das Vorwort, in dem deutlich auf die wesentlichen Anliegen dieses Buches hingewie-sen wird.

Index